文成天縱

中醫古籍稀見稿抄本輯刊

ZHONGYI GUJI XIJIAN GAO-CHAOBEN JIKAN

李鴻濤 主編

34

廣西師范大學出版社
GUANGXI NORMAL UNIVERSITY PRESS
·桂林·

第三十四册目録

紫陽方案外科不分卷

不著撰者
清抄本

紫陽方案外科不分卷

本書爲中醫外科醫案著作。不著撰者。本書輯録了紫陽氏診療的五十一類外科病證，其中有以部位劃分的，也有以病證命名的，涉及傳統中醫外科病種，如癰瘡腫毒、疽疔流痰、横痃發背、風痰疳癩等。每案均簡述其病機、症狀、舌脉等，後列處方。本書用藥精練，切中病機，且全書抄録整理精善，可資臨證研閲參考。

紫陽方案外科

紫陽方案外科目錄

黃水瘡　疫疤　韋膝流注　流疫流注　猴疳胎癩

紫陽方案　外科

黃　胎火挾湿熱蘊蒸頭目黃水瘡膿水淋漓来勢勿軽
萆薢　滑石　川連　米仁　陳皮　桔梗　薄荷　黃柏
知母　黑梔

吳　肝火溼熱挾胎毒頭面胎癩兼之黃水瘡流水癢痛異常
川連　犀角　羚角　薄荷　丹皮　連翹　黑梔　滑石
生艸　赤苓　赤芍

蘇　暑濕天泡瘡頭面胸背皆有舌薄黃脉數

頭

一

薄荷　淡苓　牛蒡　翹心　菊葉　竹葉　荷葉　桑葉
丹皮　銀花　生卅　鮮藿香葉　鮮佩蘭葉

馬

暑邪化毒滿頭暑癧叢生不一潰者潰瘇者瘇舌黃脉沉
羚角　薄荷　花粉　澤瀉　藿梗　扁豆衣　六一散
生卅　車前　銀花　鮮荷梗　佩蘭

陳

暑癧滿頭左眼胞紅瘇舌滑脉数此暑邪化毒也
羚角　桑葉　丹皮　薄荷　連翹　青蒿　赤芍　土貝
銀花　赤苓　六一散　荷梗

沈　滿頭天疱瘡此暑毒也舌根黄脉沉数使結溲白

薄荷　桑葉　荆芥　丹皮　黑梔　連翹　銀花　土貝

赤苓　衣萎　碧玉散　澤瀉　竹葉　佛手

又　天疱瘡竄勢已定舌根黄化脉数緩暑毒漸有化機也

羚羊角　甘菊　薄荷頭　桑葉　銀花　吉更　花粉

殭蚕　丹皮　連翹　赤芍　土貝　生艸　省頭草

過　八月嬰孩胎火挾溼熱上乘滿頭胎癩滋水淋漓

川連　黑梔　丹皮　連喬　銀花　薄荷　土貝　赤芍

鈎藤　生艸　滑石

又　滿頭胎癩旁圍似有竄節之象此胎火挾濕熱上乘也兼
之便泄再清化

桑葉　丹皮　黑梔　查炭　神粬　麥芽　銀花　鈎藤
生艸　通艸　赤苓

又　便泄愈惟胎癩仍然西項疫串

蘇子　白芥子　莱菔子　半夏　陳皮　銀花　黑山梔
杏仁　象貝　赤芍　生艸

羅　滿頭暑癤大小不一便結溲赤此暑熱也
薄荷　桑葉　丹皮　地骨　青蒿　沉香　鉤藤　通草
赤苓　扁豆衣　絲瓜葉　荷葉
章　滿頭天疱瘡手足亦有此暑熱也
羚角　桑白皮　地骨皮　丹皮　連喬　銀花　扁豆衣
黑梔　菊葉　六一散　通草　絲瓜葉　荷花露
王　肝火濕熱上乘滿頭爛皮風頰流滋水癢痛並作起經二
月舌白脉数症機未定也
頭　　三

桑葉　薄荷　羚角　連喬　黑梔　丹皮　鉤藤　滑石
扁豆衣　土貝　生艸　赤苓　荷葉

陳　滿頭天泡瘡亂生不一胃部似有脉沉耎舌黃此暑毒也
薄荷　羚角　丹皮　連翹　黑梔　銀花　赤芍　通艸
六一散

江　頭面黃水瘡流水脉数舌白左項起核
青蒿　丹皮　桑葉　蒺藜　甘菊　殭蚕　荊芥　防風
土貝　赤芍　六一散　麦芽

陳　肝火挾風溼上乘滿頭黃水瘡痒痛交作懷妊之體要小
心
羚角　薄荷　丹皮　荊芥　防風　製蠶　蒺藜　連翹
土貝　銀花　赤芍　生艸　竹葉　桑葉

又　懷麟溼熱上乘頭面四肢皆有有膿有爛有癢变端不一
蒺藜　蒼耳子　銀花　生草　桑白皮　五茄皮

殷　頭部黃水瘡屢發刻下畏寒微熱脉弦数舌白膩此裏有
溼熱表有風寒〻須治表

頭　四

桂枝 白芍 香附 柴胡 荆芥 陳皮 象貝 赤苓
生草 枳殼 葱頭

吳 膿窠之後愈而不淨頭面身部遍生癩瘡滋水極多舌薄
白此胎火溼熱交蒸也

桑皮 丹皮 苓皮 五茄皮 陳皮 豨薟草 土貝
銀花 赤芍 米仁 生草 通草

奚　佛頂疽高腫不癢未成膿擬攻托法　巧壽

芪皮　歸頭　羌活　連翹　白芷　製蠶　角針　土貝

赤芍　花粉　川芎　通艸　鮮笋尖

佛頂疽　一

丁　傍額結疔已破四圍浮腫舌光而絳脉数防增表熱攻毒

桑葉　丹皮　羚羊角　製蚕　蒺藜　甘菊　土貝

連翹　天花粉　角針

又　額疔金攻

桑葉　丹皮　蒺藜　荊芥炭　連喬　製蚕　白茆根

蚕休　赤芍　赤苓　生艸

額　一

郭　左太陽鬢疽起已逾候潰無膿洩瘇延顴部寒熱舌白脉数疽頂平塌疽根散漫毒伏於裏恐内陷擬平肝熄風

柴胡　羚角　甘菊　石决明　防風頭　夏枯頭　殭蚕

角針　山甲片

吴　右鬢疽已潰膿出不暢舌絳心剥脉数肝火上乘腎陰不足寒熱頭痛悪寒有表邪　保安

豆豉　前胡　牛蒡　甘菊　連翹　防風　土貝　赤芍

赤苓　生草　通草

鬢　一

史　右眉稜之上結成暑毒疔紅癰〻連眼胞上下舌白脉数
防丰黄　保安
羚羊角　桑葉　丹皮　地丁草　蚤休　連喬　甘菊
蒺藜　土貝　赤苓　澤瀉　菊葉
又　疔紅癰旁圍浮癰勢定雖刺無膿須托化　銀砂
羚角　蒺藜　菊花　桑葉　丹皮　連喬　土貝　赤芍
角針　銀花　生草　竹葉　青蒿露
又　眉稜之上疔毒高癰四圍癰退舌白脉数　銀砂

眉　一

桑葉　丹皮　青蒿　連喬　赤芍　銀花　花粉　黑梔
甘菊　赤苓　澤瀉　谷芽　石斛

潘　右眉稜疔已潰傷風蔓圍浮腫延及面部防走黄保安
桑葉　丹皮　地丁草　連喬　甘菊　扁豆衣　花粉
角針　赤芍　土貝　荷葉

朱　耳瘡內潰流膿癰脹曾有寒熱舌白脈數此風溫襲肝胆

豆卷　桑葉　防風　蒺藜　甘菊　製蚕　土貝　白芷

花粉　赤苓　通草　竹葉

陸　左耳瘡已潰膿少癰延及牙齗開合不利舌滑脉數此風

襲上焦寒熱往來先表散　金攻

豆豉　蔥頭　防風頭　荆芥　蒺藜　象貝　製蚕

白芷　青皮　赤芍　通草　珮蘭

王　右耳後絡痰結核稍縮束小餘核依然痰痺絡病恐成瘰

耳　一

瘀

首烏　香附　旋覆花　杞子　蒺藜　歸尾　白芥子

蘇子　陳皮　橘核　通艸　防風頭　夏枯艸頭

絲衣絡

刁　耳門漏一年時發時痊發則流水痊則結靨現當種苗後

五心灼熱大便有時不定從和養法

青蒿　丹皮　白朮灰　扁豆衣　蒺藜　陳皮　銀花

云苓　山藥　通艸　神麯　谷芽

楊　内耳癰

桑葉　蒺藜　甘菊　薄荷　製蚕　羚角　白芷　土貝

扁豆衣　六一散　蓪艸　荷葉

于　左耳後瘰核起已五年每逢春末夏初必發病在少陽部

分發亦乘少陽升旺之候是肝胆有伏風邪瘰痺于絡中近

因暑風一引遂腫瘰痛舌白多刺脈數極素体陰虧可知先

治標畧顧本 消核

首烏　蒺藜　白芷　荊芥　防風　製蚕　藿梗　土貝

耳　二

扁豆衣　通艸　白芥子　荷葉　珮蘭

又　疫核漸消腫勢亦退是佳兆也但冒風究非所宜 消核

蘇葉　蒺藜　防風　荆芥　製蚕　土貝　藿梗　橘絡

山茨菇　通艸　荷葉

又　疫核已消胃不佳

首烏藤　香附　蒺藜　扁豆衣　葛梗　製蚕　山茨菇

神曲　橘核　赤苓　通艸　金石斛　谷芽

又　頭目不清胃納不佳此近日病情右耳下疫核消而不盡

按之痠楚舌心中膩脉濡細究属体虚風邪不淨之故 消核
首烏藤　穭葉　藿香　甘菊　蔓荆子　木香　沉香粬
砂仁　扁豆衣　谷芽　通艸　省頭艸　佛手

又診
夜交藤　冬术

色　右耳癟腫痕作痛耳下又有痰核曾流膿水此刻脹滿難出下午寒熱煩躁脉浮数舌白最怕耳癟無膿反釀成痠癟
柴胡　豆巻　荆芥穗　防風頭　殭蚕　牛蒡子　白芷

耳　三

赤芍　象貝　蒺藜　生艸　通艸

殷　右耳門癧堅腫痠痛起逾旬日脉右數左沉舌薄黃金攻

柴胡　前胡　牛蒡　荊芥　防風　製蠶　土貝　赤芍

枳殼　甬針　石决明　赤苓　葱白頭

又診　耳門癧堅腫舌白尖絳脉沉濡此風温熱挾痰固阻消毒

柴胡　香附　川芎　連翹　製蠶　陳皮　皂刺　防風

山甲　忍冬藤　生艸　車前

又診　耳門癧堅腫浮舌白尖絳脉沉琥珀卞金

桑葉　羚羊角　前胡　甘菊　丹皮　連翹　土貝
製蚕　防風　赤芍　赤苓　澤瀉

又診　耳門瘰堅瘇皮色稍变舌白肝胆部分不易作膿琥珀化痰
蘓子　白芥子　牛蒡　香附　羚羊角　石决明　赤芍
陳皮　黑梔　連喬　夏枯草

楊　右耳下疽毒痰瘰堅腫色白舌薄白脉数此疽後餘邪留
戀少陽也冲和赤金
柴胡　牛蒡　香附　連喬　製蚕　桔梗　赤芍　陳皮

耳四

黄獨子　土貝　皂角

孫　左耳聤流水面部起瘰，此痘後餘邪伏肝胆也　保安

羚角　桑葉　甘菊　丹皮　連喬　赤芍　桔梗　象貝

生艸　赤苓　澤瀉

陸　肝火溼熱上乘右耳流膿癢痛舌黄膩脉弦　保安

薄荷　羚羊角　桑葉　連喬　黑梔　甘菊　石決明

丹皮　竹葉　赤苓　澤瀉

又　陰寒暑風互襲左耳流膿兩手𤺥木擬消散

薄荷　防風　荆芥　連喬　黑梔　土貝　赤芍
六一散　絲衣絡　鮮荷葉

張　肝火溼熱上乘右耳瘜肉流水妨聽脉弦舌白保安
羚羊角　龍胆草　甘菊　連喬　蘓梗　藿梗　荆芥
防風　殭蚕　土貝　赤苓　荷葉

高　右耳癰潰將五月外面結核膿水淋漓漸变黄水瘡舌滑
白脉数此胎火溼熱上乘蛤粉
桑葉　丹皮　藿梗　連喬　花粉　薄荷　荆芥　川柏

耳　五

知母　通艸　赤苓　澤瀉

徐　右耳下結核曾有寒熱腹瀉防成疫癰 金攻

煨木香　葛根　羌活　防風根　半夏　陳皮　白芥子

建粬　枳壳　白芍　六一散　赤苓　荷梗

劉　耳癰 一華

柴胡　防風　荆芥　製蚕　連翹　牛蒡　枳壳　桔梗

赤芍　土貝　赤苓　澤瀉　荷葉

又　右耳停膿水已流舌滑脉数 保安

前胡　防風　甘菊　荆芥　製蚕　薄荷　連翹　白芷
赤芍　土貝　通艸　車前　省頭艸

又　耳聤内膿多外皮浮腐舌白脉数弦 絳楊
羚羊角　桑葉　丹皮　連翹　白芷　黑梔　荆芥
吉更　製蚕　土貝　赤芍　通艸

頌　右耳門内痛且聾痛延右牙根右喉関蒂舌腫墜舌黄膩
脉細肝胆火内煽時行風邪外束 玉蕃
前胡　薄荷　甘菊　製蚕　荆芥　桑葉　馬勃　土貝

耳　六

吉更　赤苓　通草　竹葉　燈心

洪　腸胃溼火挾風邪上乘目赤變為爛眼沿閉不能開上下眼胞俱瘇舌白脉数大便燥窒眼葯

夏枯花　桑葉　丹皮　羚羊角　蒺藜　殭蚕　榖精珠

石決　甘菊　瓜蔞　通艸　薄荷　竹葉

邱　暑風引動內風右偏頭痛起因目赤瘇脹且發天泡瘡舌黄脉弦烏金

豆豉　防風　荆芥炒　蔓荆子　桑葉　甘菊　六一散

殭蚕　蒺藜　陳皮　通艸　扁豆衣　荷梗　藿香

目　一

珮蘭

沈　風温之邪〻伏肝胆右目胞下紅瘇有肥瘡象也舌薄黄
脉数　紫金錠

羚羊角　薄荷　桑葉　丹皮　荆芥　殭蚕　連翹
赤芍　甘菊　赤苓　澤瀉　竹葉

沈　左眼胞紅瘇作痛脉数形寒暑風化毒也　一筆

羚角　桑葉　甘菊　丹皮　連翹　黑梔　土貝　赤芍
扁豆衣　六一散　澤瀉　荷邊

吳　右目紅腫合縫左目胬肉腦後痮痛時寒時熱脉沉弦舌薄白牙関緊此風毒挾肝胆火上乘

柴胡　前胡　羌活　防風　荆芥　牛蒡　荷邊　甘菊
土貝　赤芍　赤苓　通艸　車前　省頭艸

黃　頭面浮腫癤破眼癬咳嗽表熱脉浮数舌白

豆豉　蘓葉　牛蒡　前胡　防風　紫菀　吉更　麦芽
生艸　菊頭　萊菔汁

目　二

鄭　兩目眼癬近右目白珠紅痛怕火羞明遇風流淚晨起眵

封舌薄黄脉沉細

桑葉　前胡　牛蒡　甘菊　荆芥　防風　吉更　赤芍

木賊艸　赤苓　通艸

濮　腦後疽半月紅腫有時寒熱舌白脉数暑邪溼熱挾胎火上升

薄荷　茋皮　防風　連喬　赤芍　吉更　土貝　角針

銀花　六一散　荷葉　茆針

陳　右腦下結疽漫腫作痛表熱三日卧則煩躁脉小防变端

豆豉　蘓更　藿梗　牛蒡　荆芥　防風　前胡　杏仁

扁豆衣　六一散　通艸　佩蘭　荷葉

王　腦後瘦瘪曽有寒熱保安

腦　一

木香　獨活　川芎　歸頭　丹皮　白芷　花粉　土貝
赤芍　皂刺　生草
又　疫癧腫勢反平疊起游風色赤延及兩耳此本處風邪留
戀無從出路側柏
防風　牛蒡　前胡　荊芥　連翹　殭蠶　土貝　赤芍
薄荷葉　生草　赤苓

黄　右太陽結疔腫延眼胞表熱似有脉数極舌薄黄此暑毒

扶風游走防再延走黄

桑葉　青蒿　丹皮　黑梔　連喬　甘菊　土貝　赤芍

赤苓　地丁艸　生艸　通艸　菊葉

太陽

一

張　病結毒起回右鼻管流淋水旋移右眼角流水已經半年薫之右牙根亦漏臭膿正虛邪實 玉紅

參鬚　羚羊角　石斛　連喬　銀花　川連　天花粉

土貝　赤芍　生艸　通艸　谷芽　甘菊

俞　風温化毒鼻樑偏左結疔三日腫勢散漫舌黃脉數曾有形寒頭脹勿致走黃 攻毒

桑葉　花粉　丹皮　製蚕　連喬　蚤休　土貝　赤芍

銀花　通艸　角針　蒺藜　紫花地丁艸　白茅根

鼻　一

又　鼻梁偏左疔腫退膿少脉形数舌黄化温邪尚戀也攻毒

羚羊角　花粉　紫花地丁　連喬　甘菊　蒺藜　蚕休

土貝　銀花　角針　製蚕　赤苓　竹葉　蘆根

李　鼻端紅腫作痛防成疔左耳下疲痛此風邪也総之皆暑

風熱毒所致脉数舌白治以清化紫金錠

桑葉　蒺藜　甘菊　連翹　赤芍　丹皮　土貝　銀花

蚕休　赤苓　蓪艸　菊葉　荷葉　絲瓜葉

高　左鼻傍結疔已潰腫延顴部脉右数大左細数舌浅黄此

風毒聚肺胃金攻

桑葉　甘菊　丹皮　連喬　黑梔　銀花　土貝　蚕休

地丁艸　赤苓　生艸　竹葉　橘葉

又　鼻疔瘇退舐数舌白金攻

羚角　桑葉　丹皮　連喬　忍冬藤　蚕休　赤芍

土貝　甘菊　通艸　生艸　竹葉　蘆根

劉　鼻準疫瘇有時流涕兩頬微瘇舌白臓脉沉数此肺胃溼

熱上蒸兼挟風邪

鼻　二

薄荷　桑白皮　地骨皮　連喬　黑山梔　杏仁　吉更
枇杷葉　通艸　赤芍　生草　葛花鮮醒丸

蕪　左顴起瘰大有疔象脉数舌绛素有痰飲氣促痞不宜過投寒涼　一華

桑葉　丹皮　羚角　連翹　黑梔　赤芍　土貝　銀花
地丁艸　赤苓　通艸　白茆根

顴　一

王　兩頤皆瘇左甚于右按之痠軟此時毒也舌黄脉數冬温風邪欝伏所致一候消散為吉

豆豉　葱頭　荆芥穗　牛蒡　製蚕　蒺藜　馬勃

土貝　防風　赤芍　赤苓　通艸　珮蘭

又　時毒兩頤皆蒺腑寔溲赤舌薄黄脉數大下午形寒進觧肌後無汗洩風邪襲伏少陽陽明

豆豉（麻黄仝炒）　葉蘇梗　牛蒡　薄荷　連翹　桔梗　製蚕

馬勃　土貝　瓜蔞　佩蘭　通艸

頤

一

孔　脉浮数舌乾黄左頤時毒漫瘇此風温邪襲少陽〻明 保安

蘇葉　豆巻　白芷　製蚕　蒺藜　防風　土貝　前胡

荊芥　瓜蔞　通艸　赤芍　珮蘭

王　两頤時毒瘇瘬表熱有汗三日脉数舌中心膩此風毒也

豆巻　蒺藜　防風頭　荊芥炭　土貝　製蚕　馬勃

甘菊　薄荷　赤苓　通艸　瓜蔞　菊葉　佩蘭

戚　風温邪疫互阻少陽〻明絡左頤下疫疱舌浚黄脉浮数

刻尚形寒〻先踈風 攻毒

蘇葉　香附　白芷　牛蒡　防風　製蚕　土貝　蒺藜
桔更　橘紅　通艸　絲瓜絡　蔥頭

吳　兩頤時毒浮腫痠痛寒熱舌白脉数此風邪襲少陽也
柴胡　前胡　牛蒡　荊芥　防風　製蚕　赤芍　土貝
枳殼　陳皮　赤苓　澤瀉　蔥白頭

包　風邪襲伏少陽陽明兩頤時毒漫腫痠痛四日兼之喉痛
署腫脉数舌白
豆豉　桑葉　荊芥　牛蒡　前胡　防風頭　製蚕

頤　二

象貝　連喬　生艸　衣姜　通艸　蔥頭

王　兩頤時毒疫疤疫癢作痕右甚扵左兼有表熱咽痛妨嚥

豆豉　穌梗　香附　牛蒡　馬勃　吉更　前胡　防風

荊芥　花粉　赤苓　佩蘭

項　左頤風疫漫瘇結核七日曾有寒熱汗出不遍舌薄白脉

数 保安

豆卷　穌葉　前胡　防風　荊芥　吉更　鈎藤　生艸

製蚕　土貝　麦芽　蔥頭

俞　左頤時毒疫癟稍腫〻連頦下右頤亦腫舌光脉沉数此

風温逗留少陽　保安

豆豉　葱頭　荆芥　防風　牛蒡　吉更　連喬　蒺藜

土貝　生艸　通艸

頤　三

潘　右頰火丹竄生肌肉浮瘇脉数舌白暑邪化毒也
羚羊角　花粉　丹皮　桑葉　連喬　黑山梔　人中黄
赤芍　土貝　生艸　銀花　通艸　荷葉　蘆根

頰

吳　始因肥瘡中竄龍泉疔紅暈延及右顴脉數舌絳保安

羚羊角　桑葉　丹皮　連喬　黑山梔　赤芍　一元散

土貝　赤苓　荷邊

龍泉疔　一

馬　咸水硍毒滿口〻疳腐爛氣穢起半月舌白脉数症勢方張所慮流血齒落穿腮口疳

犀角　羚羊角　丹皮　連喬　甘中黄　青黛　銀花
生艸　通艸　赤芍　菉豆　金箔

又　口疳腐勢略退上下牙齦隱痛究屬毒氣深入骨髓也口疳

犀角　川連　花粉　連翹　蘆薈　甘中黄　土貝
銀花　赤芍　生艸　通艸　石羔　菉豆粉　竹葉

口　一

貢　風温化熱表熱旬日汗出佈疹未退涼刻滿口生疳復起

擁舌脉数一派温熱固結两候恐增劇口疳
羚羊角 川連 薄荷 淡芩 連翹 黑梔 丹皮
桑白皮 象貝 蓪艸 瓜蔞 甘中黄 竹葉 蘆根

又 疳勢依然擁舌腐表熱蒸蒸脉大数舌黄腻便閉溲赤青柳
犀角 羚羊角 川連 丹皮 赤芍 生地 人中黄
銀花 青黛 瓜蔞 黑梔 木蓪 蘆根 竹葉
更衣丸三錢

又 表熱漸減口疳擁舌糜腐舌苔黄脉数大青柳

羚羊角　牛蒡　川連　薄荷　連喬　黑梔　石羔
竹茹　丹皮　銀花　木通　地骨皮　人中黄　竹葉
野薔薇露
又　痡勢表熱略减再進前意 柳青
生地　木通　黑梔　川連　淡芩　薄荷　連喬　丹皮
人中黄　海浮石　辰萎　車前　竹葉　蘆根　薔薇露
生萊豆
又　表熱痡勢皆鬆再進清觧 柳青

口　二

生地　羚羊角　木通　川連　赤芍　連喬　黑山梔
人中黄　丹皮　土貝　赤苓　生草　忍冬藤
鮮馬蘭根
又
痱軽表又熱
桑葉　牛蒡　薄荷　前胡　丹皮　馬勃　土貝　連翹
人中黄　赤芍　通草　竹葉　野薔薇露
謝
風温化毒左偏鎖口疔腫脹痛雖潰四日無膿寒熱脉細
沉舌滑白防走黄

羚角　桑葉　地丁　連翹　花粉　蚤休　土貝　赤芍
蘆根　赤苓　生草　甘菊

頤　疽後餘毒留戀左口內角起痏未成腐稍有表熱　柳青
前胡　防風　荆芥　牛蒡　製蚕　吉更　象貝　赤芍
生草　赤苓　澤瀉　黄獨子

卜　口牙痏並起氣穢腐白流血頻頻此暑風侵入陽明兼有
蘊熱先泄風　柳青
前胡　防風　荆芥　牛蒡　薄荷　青蒿　衣萎　赤芍
口　三

扁豆衣　馬勃　六一散　通艸　荷梗

又方 柳青

薄荷　青蒿　菊葉　竹葉　荊芥　淡芩　丹皮　連喬

扁豆衣　六一散　通艸　蘆根　野薔薇露　荷花露

金　口疳滿口上腭牙根舌上皆有脉数此暑邪襲於心脾也

薄荷　桑葉　荊芥　馬勃　連喬　青蒿　土貝　赤芍

銀花　甘中黃　青黛　通艸　荷花露

卜　口疳上牙疳愈延及下唇裡面下牙根腐爛作痛表熱便

溏質小恐成走馬牙疳 柳青

薄荷 前胡 青蒿 荊芥 防風 扁豆衣 象貝

馬勃 鈎藤 六一散 荷葉

又診 口疳

照張康田先生方加犀角 人中黄

仲 暑風襲伏上焦口疳上腭皆有寒熱稍退 柳青

羚羊角 薄荷 桑葉 連翹 桔梗 扁豆衣 甘菊

花粉 製蠶 六一散 赤苓 荷葉 絲瓜葉

口 四

王　口疳蒂舌墜此暑熱也柳青

薄荷　藿梗　枽葉　連喬　扁豆衣　牛蒡　銀花

六一散　桔梗　西瓜翠衣　絲瓜葉

殷　四朝嬰孩滿口雪口疳上腭皆有難以哺乳

薄荷　枽葉　羚角　銀花　連喬　丹皮　馬勃　土貝

甘中黄　扁豆衣　生艸　野薔薇露

黄　心火熾風温襲上腭生疳舌白脉細數柳青

羚角　枽葉　薄荷　連喬　山梔　赤芍　製蚕　馬勃

土貝　赤苓　澤瀉　茆柴根

姚　左偏鎖口疔三日紅腫堅硬舌白脉数形寒保安

桒葉　地丁艸　丹皮　連喬　甘菊　赤芍　土貝

蚤休　角針　赤苓　澤瀉

徐　肝火溼熱上乘口角涎瘡綿沿四邉变成黄水瘡

羚角　桒葉　丹皮　連喬　薄荷　黑梔　土貝　赤芍

銀花　生艸　赤苓　澤瀉

口　五

汪　上下唇疳勢依然齒齦得食則痠齒爲骨之餘腎主骨腎虧肝火上僭所以有此病狀舌白脉数便結青珠黄

生地　犀角汁　赤芍　丹皮　淡芩　連喬　生鱉甲

龟板　川柏　知母　生艸　蘆根　生菉豆

汪　下唇疳勢稍鬆惟上唇依然延及牙齦舌尖脉数舌白口疳

犀角　羚羊角　石羔　桑葉　薄荷　甘中黄　丹皮

赤芍　青黛　石決明　生艸　蘆根　菉豆

又　上下唇仍生疳舌滑白脉弦数餘毒不盡也口疳

唇　一

石羔　生地　竹葉　浚苓　川連　赤苓　人中黄
銀花　石决明　知母　川柏　生艸

張　下唇之下黄水瘡痛癢交作滋水並流此肝火溼熱上乘
桑葉　丹皮　防風　連喬　黑梔　忍冬藤　赤芍
土貝　赤苓、甘菊　通艸　竹葉　茆根

余　上唇屬脾下唇屬胃下反唇疔胃有熱也　保安
羚羊角　鮮生地　丹皮　赤芍　浚苓　酒炒地丁艸　土貝
蚤休　銀花　花粉　生艸　蘆根二兩煎湯代水

殷　上唇内面浮腫ミ延鼻旁舌光脉細数陰虚虚熱之、体防
成疔
羚羊角　桑葉　丹皮　連喬　花粉　蒺藜　土貝
赤芍　通艸　赤苓　茆根　蘆根

朱　右翻唇疔六日頭目頸項皆腫四圍浮腐無膿氣穢寒熱
脉数舌滑白疔毒已走極危險幸神志尚清一線生機未識
可憑否也　保安
犀角　川連　地丁艸　連翹　黒梔　花粉　甘中黄
唇
二

銀花　赤芍　土貝　生艸　通艸　蘆根　茅柴根

費　反唇疔銀砂 太乙

羚羊角　地丁艸　花粉　連喬　黑山梔　土貝　赤芍

丹皮　赤苓　澤瀉　蘆根　茅柴根

鄧　上正反唇疔脉数舌此風邪化毒癸事来不宜過投寒涼

約　一筆

桑葉　丹皮　甘菊　連喬　黑山梔　地丁艸　土貝

赤芍　蚕木　赤苓　生艸

戚　繭唇風

桑葉　丹皮　製蚕　馬白　連喬　黑梔　土貝　灰蔞

石斛　赤苓　通艸

唇　三

朱　穿腮牙癰紅腫作痛腫延外腮舌薄黄脉数先理外感

桑葉　丹皮　防風　荆芥　連喬　牛蒡　桔梗　製蚕

瓜蔞　赤苓　澤瀉

曹　左牙齗癰腫痛〻延外腮耳門寒熱舌白脉数此風邪也

豆豉　前胡　蘇葉　荆芥　防風　製蚕　象貝　枳殼

桔梗　蓪艸　赤苓　佩蘭

章　右下牙癰潰腐兼有上下牙疳正面上唇穿唇牙柳青

薄荷　生地　桑葉　連翹　黑梔　丹皮　土貝　淡芩

牙　一

甘中黄　石羔　通艸　蘆根

俞　牙齗癕蒂舌墜喉腫

豆豉　牛蒡　前胡　荆芥　防風　殭蚕　馬勃　土貝

蒺藜　吉更　赤苓　通艸　葱頭

李　風温襲伏少陽〻明下牙癕四日雖潰無膿寒熱頭痮蒂

舌墜舌滑白脉沉濡擬疎通

豆豉　防風　荆芥　蒺藜　殭蚕　桔更　枳殼　牛蒡

馬勃　通艸　赤苓　葱頭

陸　右下牙癰腫痕作痛形寒身熱舌白脉数風温襲伏上焦

豆豉　前胡　牛蒡　製蚕　一金　枳壳　桔梗　象貝

防風　蒺藜　通艸　葱頭

孫　左牙齗癰腐腫ゝ延外腮頭痕牙関開闔不利舌白脉数

一派風温邪襲肝胆形寒先清散　柳青

牛蒡　豆卷　前胡　製蚕　蒺藜　防風　荆芥　土貝

白芷　赤苓　通艸　佩蘭

又　左牙齗癰腐勢稍鬆咽喉紅絲纏繞舌白脉数邪伏不達

牙　二

桑葉　丹皮　牛蒡　連翹　製蚕　馬勃　土貝　赤芍

桔梗　蒺藜　赤苓

毛　牙痛瘇延上牙齦外顴有牙癰象也形寒脉数保安

前胡　蘇葉　荆芥　防風　牛蒡　枳壳　桔更　製蚕

土貝　赤芍　生艸

又　上牙癰已潰脉緩舌薄白玉齋保安

薄荷　桑葉　荆芥　連翹　牛蒡　製蚕　角針　赤芍

土貝　忍冬藤　通艸

曹　上牙齦出血頻頻諸牙搖動腐痛舌黄脉沉防变疳有齒
脫之虞 柳青

薄荷　石羔　竹葉　丹皮　知母　川柏　荊芥　血餘
連翹　生艸　蘆根　赤苓

蔣　右上下牙根痛脉浮数舌白滑風温邪伏少陽陽明防成
牙齘癰

柴胡　薄荷　防風　荊芥　製蚕　牛蒡　土貝　一金
赤芍　赤苓　澤瀉　茜白頭

牙　三

徐　表熱三日無汗牙痏上下皆瘇舌白脉数溲黄便溏嬰孩恐熱甚柳青

豆豉　防風　藿香　前胡　枳殻　吉更　象貝　馬勃

薄荷　赤苓　六一散　荷葉　佩蘭

毛　右上牙槽風瘇膿作痛脉数舌白風熱襲少陽〻明之間

薄荷　蘇梗　藿梗　荆芥　防風　牛蒡　枳殻　桔更

土貝　製蚕　凤姜　赤芍　六一散　荷葉

張　右牙根作痛脉数濡舌黄膩曾有寒熱邪伏未達

柴胡　秦艽　防風　荆芥　甘菊　僵蚕　象貝　桔更
枳殼　一金　赤苓　澤瀉　薄荷

濮　溼熱蘊肺胃挾心火外感頭痛牙根上下痛瘇防成牙癰
舌根黄膩脉弦数

薄荷　荆芥　防風　僵蚕　半夏　陳皮　象貝　連喬
黑梔　赤苓　通艸　葱頭

又　牙痛愈脉数舌薄白

薄荷　桑白皮　地骨皮　丹皮　石斛　生地　枇杷葉

牙　四

茯苓　象貝　通艸　澤瀉　竹葉　蘆根

徐　工牙腫痕牽及太陽是外風引動内風牙疳象也舌黄脉弦数　柳青

薄荷　前胡　桑葉　甘菊　製蚕　馬勃　土貝　防風

荊芥　赤苓　通艸　燈薪

張　肝胃溼熱縕蒸左下牙肉與頤起紅腫痛痛連左頰太陽已起半年舌黄脉数恐腫甚破血翻花变菌之虞

薄荷　甘菊　桑葉　蒺藜　青皮　歸頭　土貝　製蚕

豆卷　赤苓　澤瀉　川斛

楊　右牙齗癰腫痛〻延耳門頸項舌滑脉沉風邪挾胃熱蘊
蒸　柳青
薄荷　防風　牛蒡　前胡　殭蚕　馬勃　吉更　枳殼
象貝　衣蔞　赤苓　澤瀉

金　牙癰潰無膿外面紅腫堅硬脉沉遲舌黃防成穿腮牙癰
前胡　牛蒡　荊芥　防風　殭蚕　吉更　連翹　馬勃
角針　土貝　赤苓

牙　五

馬

齒為骨之餘上下門牙皆搖已七年近晨出血舌心剥脉細少陰不足陽明有餘之症 氷玉

生地　石羔　麦冬　知母　牛膝　黑梔　補骨脂

白芍　赤苓　澤瀉　青鹽

姚

風温襲伏陽明上下門牙々疳已起七日 口疳

桑葉　薄荷　甘菊　連喬　花粉　甘中黄　黑山梔

土貝　馬勃　赤苓　通艸

又

爛牙疳八日作痛上甚于下舌薄黄脉沉遅 口疳

荆芥　薄荷　防風　黑梔　連喬　花粉　馬勃　赤苓
甘中黄　澤瀉　竹叶　蘆根

陳　右下牙癰已潰膿出不多外腮稍瘇左腮結核舌黄根膩
脉遲消核
薄荷　桑葉　丹皮　蒺藜　牛蒡　荆芥　連翹　馬勃
製蚕　赤苓　豬苓　滑石　菊葉

王　形懔即熱太陽作痕左下牙癰痛癢々連外腮牙関不利
脉沉数舌黄膩風邪襲入少陽々明玉龠

豆豉　牛蒡　蘓梗　荆芥　扁豆衣　蒺藜　一金

製蚕　白芷　六一散　夏枯艸　赤苓

又　牙癰外瘇退惟內瘇依然頭稍脹胃稍悶表熱退而不淨

豆卷　前胡　牛蒡　桑葉　丹皮　荆芥　製蚕　杏仁

扁豆衣　防風頭　益元散　花粉　佩蘭　荷梗

王　右下牙癰雖潰膿出頗多外腮略瘇舌黃脉濡

桑葉　防風頭　蒺藜　前胡　牛蒡　藿梗　扁豆衣

象貝　馬勃　益元散　赤苓　通艸　菊葉　荷葉

孫　暑邪襲伏脾胃口下門牙〻痡作痛流血衇濡舌黄形寒
豆卷　桑葉　丹皮　連喬　銀花　藿梗　荆芥　赤苓
扁豆衣　益元散　通艸　荷葉

華　右上牙漏已起年半流膿外顴紅瘇痠痛〻連牙齗及頰
車形寒欲熱風邪襲於陽明　保安
蘓葉　豆豉　防風　荆芥　僵蚕　蒺藜　甘菊　前胡
牛蒡　赤苓　通艸　荳頭

頤　上牙齦牙痡碎腐流血頰〻舌浅黄脉数緩此陽明挾溼

牙　七

火冬温之邪上襲 氷玉

牛蒡 桑葉 竹葉 薄荷 菊葉 連喬 茯苓 馬勃

人中黄 荆芥 防風

又

上下牙齦靡碎流血溲少脉数舌黄 柳青

犀角汁 生地 木通 連喬 黑山栀 丹皮 人中黄

赤芍 馬勃 蘆薈 生艸 竹葉 枇杷葉

朱

右牙齗瘇痕作痛三日舌滑脉沉数牙関緊 玉簫

柴胡 豆豉 荆芥 防風 製蚕 吉更 土貝 赤芍

牛蒡　赤苓　泽泻　生艸

又　下牙骱癰腫引外腮已有穿腮之象寒熱脉数舌滑白　保安

柴胡　牛蒡　葛根　製蚕　防風　吉更　土貝　白芷

陳皮　桑葉　角針　瓜蒌　蒲頭

又　牙癰外潰膿多脉沉軟舌白勿致成管孔須邪正兩顧　保安

綿芪　桑葉　丹皮　白芷　連喬　防風　土貝　赤芍

製蚕　赤苓　泽泻　谷芽

又　穿腮外癰外潰膿多舌白脉細

牙　八

綿茵　花粉　荊芥　連喬　黑梔　赤芍　土貝　瓜蔞
銀花　生艸　赤苓　澤瀉

陸　左牙齦痛久變牙癰舌光脈大心胆火熾風邪外伏
薄荷　前胡　甘菊　防風　製蚕　赤芍　桑葉　土貝
瓜蔞　赤苓　澤瀉

朱　牙齦兩邊腫左甚外腮亦甚暑邪未透泄
豆卷　藿香　青蒿　製蚕　蒺藜　扁豆衣　黑山梔
象貝　瓜蔞　一元散　通艸　菊葉　荷葉　絲瓜葉

王　頦下疫癧結核堅腫皮色紅起已七日舌白但頷消散消核

蘇子　白芥子　萊菔子　山茨菇　半夏　陳皮　製蚕

土貝　赤芍　赤苓　澤瀉　生艸

潘　頦下疫癧四日身熱舌薄白脉数暑風化毒挾疫所致保安

藿梗　前胡　牛蒡子　蘇子　萊菔子　杏仁

頦　一

季　右地角疔瘇々延外腮下午形寒脉数舌滑白鉗刈

羚羊角　紫花地丁三錢花粉　重楼金綫半錢製蚕　連喬三錢

角針七分土貝三錢

金　右地角疔已潰無膿根盤堅硬似乎寒熱脉数舌淡黄擬

清洩法

羚羊角　桒葉　丹皮　連翹　花粉　蚕休　土貝

角針　赤芍　赤苓　通艸　地丁艸　蘆根

楊　右地角疔三日堅瘇作痛曾有寒熱舌白脉数此冬温風

地角疔　一

邪化毒也（攻毒）

桑葉　丹皮　花粉　連翹　製蚕　蚤休　土貝　角針

銀花　赤芍　生艸　通艸　地丁艸　茅柴根

劉

左地角疔四日堅硬瘇痮形寒欲熱舌黄脉沉数（紫金）

桑葉（熄風）地丁艸（消瘇排毒）丹皮（涼血）連翹（消瘇）藿梗（清暑）薄荷（清泄）通艸（淡滲）

六一散（清暑）花粉（消瘇）

楊　虎鬚疔保安
羚角　地丁草　花粉　丹皮　連喬　蚤休　土貝
赤芍　銀花　角針　赤苓　生草

虎鬚疔

一

丁　風溫化毒承漿下結疔二日紅腫作痛紫金錠

桑葉　丹皮　甘菊　蒿梗　蒺藜　杏仁　象貝　連喬

蚤休　角針　製蚕　車前　竹葉　燈薪

又　承漿下疔已潰膿不暢腫不減曾有形寒舌白脉數攻毒

羚羊角　紫花地丁　花粉　連喬　製蚕　蚤休　土貝

赤芍　角針　黑梔　通艸　生艸　茅柴根　菊葉半錢

又　疔毒潰後膿出不暢餘腫尚堅須清托攻毒

羚羊角　桑葉　丹皮　連喬　製蚕　淡芩　土貝

承漿　一

赤芍　角針　蚤休　赤苓　澤瀉　蘆根　金銀花露

感　烁烁傷肺咳嗆身熱舌白脉数頭痕肢痠胷悶喉関腫痛

畧腐先理新感　玉篇

豆豉　前胡　牛蒡　杏仁　桔梗　射干　象貝　桑葉

防風　赤苓　澤瀉　枇杷葉

又　表熱退咳嗆盛惟喉関紅絲纏繞蒂舌墜腐勢已化舌根

黄脉細数擬清烁救肺意

玉竹　麦冬　桑葉　杏仁　射干　陳皮　川貝　赤苓

阿膠蛤粉炒　炙草　枇杷葉

咽喉　一

吳　表熱咽喉兩關皆腫而痛舌光脉数玉篇

豆豉　前胡　杏仁　牛蒡　殭蚕　馬勃　桔梗　象貝

陳皮　赤苓　通草　萊菔汁

藍　表熱咽喉腫痛萧舌墜是喉風也玉篇

豆豉　前胡　牛蒡　杏仁　殭蚕　防風　荆芥　象貝

馬勃　辰䔢　赤苓　通草　萊菔汁

又　表熱咽喉腫痛舌苔黄膩脉較浮数略減玉篇

豆豉　牛蒡　射干　前胡　杏仁　防風　殭蚕　土貝

桔更　赤苓　澤瀉　枇杷葉露

又　喉風腫脹痛勢俱減未淨舌化脉和　絳雲

桑葉　丹皮　射干　桔梗　元参　馬勃　土貝　赤芍

瓜萎　黑山梔　通艸　竹葉　枇杷叶露

許　冬温邪伏肺胃寒熱五日咽痛蒂舌腫墜舌白脉数　玉齋

豆豉　葱頭　前胡　紫苑　防風　桔梗　杏仁　土貝

殭蚕　赤苓　通艸　萊菔皮

吴　爛喉風三日兩關瘇腐舌膩脉数曽有寒熱便閉溲赤　玉齋

豆豉　牛蒡　前胡　杏仁　馬勃　殭蚕　吉梗　陳皮

象貝　辰姜　赤苓　蓪艸　萊菔汁

朱　喉風腫脹音啞左關為甚形寒舌白脉数毋風温寒邪被食酸果斂遏所致　玉篇

麻黄　杏仁　前胡　牛蒡　紫苑　桔梗　象貝　殭蚕

馬勃　赤苓　辰姜　蓪艸　蟬衣

又　左咽關腫痕略鬆惟喉疲如鋸音聲仍啞舌白脉数　玉篇

豆豉（拌炒麻黄）　前胡　牛蒡　杏仁　蘇子　紫苑　象貝

馬勃　製蠶　辰姜　通艸　蟬衣　萊菔汁

傅　頭汗蒂古墜

前胡　射干　枇杷葉

華　喉痛起因漸延頭面浮腫脉浮數舌滑黃風溫抑遏從三陽透發

蘇葉　豆卷　防風頭　荊芥　蒺藜　製蠶　白芷

蟬衣　象貝　赤苓　通艸　蔥頭

王　爛喉風四日兩關白腐成片妨嚥舌白脉數

咽喉　三

豆豉　前胡　牛蒡　防風　荆芥　連翹　枳殼　桔更

赤苓　馬勃　紫苑　瓜蔞　莱菔汁

江　右関紅瘇作痛蒂舌腫墜脉数緊舌滑形寒防成爛喉風

豆豉　牛蒡　前胡　殭蚕　馬勃　防風　象貝　桔更

瓜蔞　赤苓　通艸

碩　溼熱內蒸風溫外襲喉痛作嗆頭目昏蒙似脹似重肢疲

胃悶舌黄少津脉数防增表熱

豆豉　蘋葉　前胡　一金　荆芥　防風　象貝　桔梗

秦艽　通草　赤苓　莖頭　絲瓜絡

杜　爛喉風十日頭面皆痛舌黄脉滑数懷麟之体勿犯下焦

牛蒡　前胡　荆芥　殭蚕　馬勃　防風　桔梗　土貝

蒺藜　瓜蔞　赤苓

藍　喉風三日兩關腫痛蒂舌墜痰粘膩寒熱脉数舌滑　玉簪

豆豉　牛蒡　防風　荆芥　殭蚕　馬勃　象貝　桔梗

前胡　杏仁　赤苓　通草　萊菔汁

又　表熱緩粘膩痰稀喉風四日紅腫似退蒂舌仍腫胃悶舌

咽喉　四

白脉数妨嘸一沐温邪鬱肺胃也 玉篇

豆巻 前胡 牛蒡 杏仁 殭蚕 馬勃 衣姜 土貝

麻仁 澤瀉 生艸 莱菔汁

杜 左関爛喉風半月糜腐作癢蒂舌墜脉数舌薄懷麟之体

恐挾胎火腐勢更甚 玉篇

前胡 豆豉 薄荷 殭蚕 杏人 防風 馬勃 衣姜

蒺藜 吉更 土貝 莱菔汁

吴 喉痛蒂古下墜舌苔滑白脉濡数風温邪伏肺胃悞食酸

物以致邪未宣泄
豆豉　前胡　牛蒡　殭蚕　馬勃　射干　土貝　吉更
杏人　蒿梗　瓜蔞　通艸　枇杷葉露
杜　喉瘡腐爛未消據云痛由感火毒而來懷麟体須清毒絳雪
犀角　生地　銀花　連喬　黑梔　馬勃　射干　元參
人中黃　薄荷　通艸　赤芍　野薔薇露
謝　喉風兩頤浮腫起回表熱四日有汗舌根黃膩脈数濡當
風形懍玉籥

咽喉　五

豆卷　前胡　蘇梗　藿梗　一金　防風　枳壳　桔梗
象貝　赤苓　澤瀉　佩蘭

項　暑癤兼受新涼喉内外痛 玉鑰
豆豉　蘇葉　藿梗　連喬　製蚕　馬勃　扁豆衣
土貝　六一散　通艸　荷葉

李　風温襲伏肺胃左咽關腫腐右關亦腫蒂舌下墜寒熱二
日脉數舌心光剝漸成爛喉風也 玉鑰
柴胡　前胡　防風　牛蒡　吉更　製蚕　馬勃　土貝

荆芥　赤苓　澤瀉　生艸　萊菔汁

又　咽関腐勢已定素有乳蛾　玉篇

蘇葉　牛蒡　豆豉　防風　連翹　殭蚕　吉更　枳殼

馬勃　瓜蔞　赤苓　通草　萊菔汁

又　咽関腐退腫甚寒熱依然舌黄脉数　玉篇

柴胡　豆豉　荆芥　殭蚕　馬勃　吉更　土貝　角針

陳皮　赤苓　澤瀉　生艸　萊菔汁

又　本有乳蛾今感風温發腐爛勢退瘇甚

豆豉　前胡　杏仁　荆芥　防風　製蚕　馬勃　吉更
赤芍　土貝　車前　莱菔汁

徐　素有乳蛾近感風温發右甚于左蒂舌墜舌白脉数曾有
寒熱先疎解
豆豉　牛蒡　製蚕　馬勃　吉更　薄荷　土貝　赤芍
生艸　赤苓　澤瀉　莱菔汁

張　右咽関腐爛作痛喉癰五日舌薄黄脉数玉篇
前胡　牛蒡　防風　吉更　製蚕　馬勃　土貝　連喬

赤芍　赤苓　生艸

頌　喉風三日右関痺甚于左蒂舌墜脉数舌白曾有表熱玉籥

豆豉　牛蒡　前胡　製蚕　馬勃　荆芥　桔梗　枳壳

象貝　赤苓　澤瀉　萊菔子

王　左関紅痺作痛牙関緊舌白脈数風邪襲伏肺胃

柴胡　牛蒡　藿香　防風　荆芥　陳皮　馬勃　消石

生艸　車前　赤苓　澤瀉　荷梗

張　溼熱上乘蒂舌墜喉関紅痺作痛痰多粘膩身熱形寒舌

咽喉　七

滑脈沃濇而数防成喉風 玉龠

香薷 牛蒡 前胡 杏仁 製蚕 馬勃 桔梗 藿香

防風 土貝 鷄蘇散 辰姜皮 荷邊 佩蘭

又

帯舌收紅瘇未退右関更甚頭瘬骨痠脉左弦数右濡数

舌薄黄陰虧内熱挾暑邪上乘 玉龠

薄荷 前胡 荆芥 防風 牛蒡 秦艽 馬勃 製蚕

連喬 益元散 辰姜 蓪艸 荷邊 藿香

又

喉瘇已退脘氣得宣暑邪漸〻化泄舌黄膩脈和 玉龠

羚羊角　薄荷　川連　連喬　桑葉　青蒿　赤芍
吉更　土貝　射干　六一散　瓜蔞　西瓜翠衣

汪　暑邪挾痰互阻鎖喉痰癧五日脹墜掣之作痛舌薄黄脉数恐難散 金攻

木香　藕梗　薄荷　半夏　陳皮　連翹　白芷　赤芍
扁豆衣　土貝　六一散　角針　荷梗

石　暑風襲伏右咽関紅腫作痛舌白脉数 玉篇

薄荷　牛蒡　荆芥　馬勃　製蚕　射干　赤芍　土貝

咽喉　八

荷梗　赤苓　六一散

楊　風温襲伏肺胃喉風七日右咽関紅瘇蒂舌墜寒熱舌白脉数防增腐　玉簫

前胡　防風　荆芥　連喬　製蚕　牛蒡　馬勃　花粉

赤苓　瓜萎　通艸

任　喉痛已起五月時痛時止紅絲纏繞舌滑白脉細数恐成喉痺　絳雪

沙参　麦冬　黑豆　薄荷　射干　馬兜鈴　象貝

赤苓　桔梗　澤瀉　通艸　蟬衣

江　風温襲伏肺胃喉風七日紅腫蒂舌下墜舌白脉細数玉籥

前胡　荊芥　防風　製蚕　馬勃　杏仁　土貝　連翹

牛蒡　通艸　赤苓

王　爛喉風八日紅腫蒂舌墜寒熱未退淨舌黄膩脉細数玉籥

前胡　桑葉　牛蒡　豆豉　丹皮　製蚕　薄荷　吉更

陳皮　土貝　赤苓　通艸

計　素体陰虧咽硬已起半年紅絲略有繞纏防成喉痺

咽喉　九

沙参　桑白皮　丹皮　陳皮　象貝　吉更　薏苡仁
川柏　知母　赤苓　澤瀉

郭　爛喉風五日左甚于右蒂舌腫痕疫粘膩舌黄脉数玉籥
豆豉　前胡　牛蒡　製蚕　荆芥　連喬　馬勃　赤苓
甘中黄　瓜蔞　通艸　萊卜汁

又　爛喉風六日表熱未退左関腐緩脉数舌黄風温襲伏肺
胃玉籥
豆豉　前胡　防風　製蚕　馬勃　牛蒡　土貝　花粉

甘中黄　赤苓　通草　莱菔汁

吳　風邪襲伏喉風十日右関瘇蒂舌墜形寒舌黄脉数　玉籥

防風　荆芥　前胡　牛蒡　馬勃　殭蚕　土貝　薄荷

吉更　通草　赤苓

謝　喉風紅瘇表熱畏寒形懍舌黄脉数一派風邪襲伏　玉籥

豆豉　前胡　牛蒡　荆芥　防風　花粉　殭蚕　馬勃

吉更　土貝　通草　莱菔汁

孫　左咽関畧紅瘇蒂舌墜舌黄脉遲風邪襲伏肺胃　玉籥

咽喉十

前胡　牛蒡　荆芥　製蚕　馬勃　花粉　土貝　吉更
生艸　赤苓　通艸

吳　素有木蛾近感風邪右咽関腫痛旬日形寒舌黄脉数防
喉癕玉籥
前胡　豆卷　防風　荆芥　馬勃　藿梗　製蚕　赤苓
連翹　土貝　通艸

王　擾述咽硬四月近日瘇痛頭痕冒悶脉遲細舌黄膩玉籥
蘓梗　豆卷　蒺藜　防風　荆芥　製蚕　藿梗　馬勃

牛蒡 扁豆衣 赤苓 通艸 荷葉

吳 喉瘖已潰蒂舌墜牙関不利外腮腫脉数舌黄風邪襲入少陽〻明 玉籥

桑葉 牛蒡 前胡 荊芥 殭蚕 蒺藜 藿梗 馬勃
扁豆衣 土貝 吉更 通艸 荷梗

王 喉瘖半月近日甚〻至両咽関紅腫〻連牙齗寒熱脉沉濡舌薄白粘痰多 玉籥

豆巻 香附 蘓梗 牛蒡 蒺藜 防風 殭蚕 杏仁

咽喉 土

蕤子　扁豆衣　六一散　赤苓　萊菔汁　荷葉

又　寒熱未退淨喉癌紅腫稍鬆依然作痛，，連牙齗　玉簽

豆豉　蕤子　前胡　牛蒡　殭蚕　藿梗　杏仁　荆芥

吉更　馬勃　土貝　甘菊　荷葉　萊菔汁

曹　兩咽関紅腫蒂舌脹墜防增熱

薄荷　桑葉　丹皮　連喬　銀花　扁豆衣　甘中黄

殭蚕　馬勃　六一散　絲衣葉　通艸　西衣翠衣

荷葉

沈　兩咽関紅腫蒂舌墜表熱四日頭面胃部有痱疹象舌中黄邊絳脉濡数

豆豉　前胡　桔梗　牛蒡　馬勃　製蚕　吉梗　一金

象貝　扁豆衣　赤苓　蟬衣

吴　爛喉風二日左甚寒熱未退舌薄黄脉緊数　玉齋

豆豉　前胡　防風　荊芥　牛蒡　製蚕　杏仁　一金

馬勃　土貝　赤苓　吉更　莱菔汁

項　左咽関略腫蒂舌墜形寒頭痕脉数緊舌尖絳根膩

咽喉　十二

豆豉　荳頭　蘇梗　防風　荆芥　牛蒡　殭蚕　杏仁
土貝　赤苓　通草　萊菔汁

沈　爛頭雙乳蛾紅腫作痛表熱舌黄脉細數
豆豉　前胡　牛蒡　一金　防風　荆芥　殭蚕　馬勃
吉梗　土貝　赤苓　通草　萊菔汁

王　乳蛾 玉藿
牛蒡　前胡　杏仁　殭蚕　馬勃　蒺藜　荆芥炭
吉更

又　乳蛾

沙参　蒺藜　杏仁　玉竹　製蚕　馬勃　紫苑

馬兜鈴　石決明　昆布　貢茉　枇杷膏

程　右喉関腫痛舌白脉数暑風襲伏肺経　玉篇

前胡　杏仁　防風　牛蒡　桔梗　薄荷　製蚕　馬勃

荷葉　象貝　生艸

方　表熱往来咽関腫痛舌滑脉数防成喉風　玉篇

前胡　蘓梗　防風　牛蒡　杏仁　吉更　枳壳　製蚕

咽喉　十三

土貝　赤苓　澤瀉　荷葉

又　喉関痺退惟左関尚痛舌薄白脉細数 代匙

薄荷　牛蒡　防風　吉梗　製蚕　土貝　赤芍　赤苓

澤瀉　萊菔汁

富　两喉関紅痺蒂舌鎣脉数舌絳形寒似熱 玉籥

豆豉　葱頭　牛蒡　前胡　荆芥　防風　吉更　馬勃

象貝　赤苓　澤瀉　生艸

陳　左関紅痺蒂舌鎣脉来数舌黄吐帀凡哉風 玉籥

前胡 桑葉 薄荷 牛蒡 桔梗 馬勃 製蚕 丹皮
赤苓 生草

吴 左咽関痺痛蒂舌墜形寒舌白脉数風温厲邪襲伏 玉簫
豆豉 蘇葉 前胡 牛蒡 吉梗 製蚕 馬勃 土貝
防風 赤苓 澤瀉

咽喉 十四

天柱疽 一

沈　天柱疽起經逾候雖潰無膿形寒舌糙黄脉沉数擬托毒

法陽𧄼

歸身　黄芪　連喬　赤芍　吉更　銀花　角針　陳皮

土貝　赤苓　通草　香蕈　笋尖

項頸

吴　右項頸疫串結核已起三月近冒風邪瘇㿂作痛牽引耳門右太陽脉弦細軟舌滑白陰虛之体疫痹于絡 消核

蘇葉　豆卷　防風　荆芥　蒺藜　製蚕　土貝　赤芍

白芥子　通艸　赤苓　芦頭

汪　右頸疫瘪結核漫瘇疼痛已起五日曾有寒熱脉沉舌白

柴胡　蘓子　防風　牛蒡　製蚕　白芥子　土貝

白芷　花粉　赤芍　角針　赤苓　絲瓜絡

又　右頸疫瘪八日結核堅瘇不時掣痛形寒舌白脉沉 消核

柴胡　木香　製蚕　白芷　連翹　羌活　土貝　歸尾
赤芍　陳皮　角針　通艸　忍冬藤

陸　左項瘰癧六日結核漫瘇作痛形寒身熱舌滑白脉濡数
素体多痰痰痹于絡　消核
柴胡　前胡　牛蒡　蘇子　杏仁　白芥子　象貝
蒺藜　製蚕　防風　陳皮　赤苓　絲瓜絡　萊菔汁

汪　左項瘰癧腫脹已越兩月根盤硬大舌質絳脉細数　消核
葉蘇梗　香附　白芥子　製蚕　旋覆花　青皮　連翹

土貝 赤芍 澤蘭 通草 荆芥炭 益母膏

戚 左頸痰疱瘇勢收惟結核依然推之移動舌滑脉濡痰痺于絡恐消長反復消核

蘇子 白芥子 萊菔子 半夏 陳皮 香附 白蒺藜

歸尾 赤芍 牡蠣濃茶煅 瓦楞子 通草

頤 風溼挾毒氣蘊蒸陽明肥瘡起回結毒頸項大腿皆有漸水淋漓癢痛浮腐舌白脉數

三妙丸 桑白皮 地骨皮 五茄皮 丹皮 銀花

項頸 二

萆薢　陳皮　白蘚皮　瓜蔞　通艸　米仁　上犀黄一分

蔡　左項瘰癧結核堅硬微痠色紅舌粉白脉沉濡此肝火上
乘挾痰氣阻　金改
木香　柴胡　歸頭　白芍　薄荷　製蚕　黑梔　一金
白芥子　赤苓　通艸

王　暑癤潰頭業已膿盡痂脫兩項旋起痰核結核不一纍纍
大小堅者堅軟者軟痛者皮色漸紅木者肌肉不變寒熱雖
無飲食神情疲憊脉濡数舌苔膩此暑毒未淨蒸為暑濕流

瘦也　琥珀

川朴　木香　藿更　半夏　陳皮　連翹　青皮　土貝

生石決　扁豆衣　范神麯　赤苓　谷芽　荷梗

卜　黄水瘡兩項及頸流水作痛業經傷風浮腫舌根膩脉遲

数肝火挾溼熱新邪上乘　蛤粉

蒺藜　甘菊　防風　羚角　連翹　桑葉　滑石　萆薢

土貝　米仁　通艸　赤苓

王　左項瘦歷一年近日痠痛腫脹且有頭脹形寒胃呆脉細

項頸　三

数舌黄中裂
蘇子 白芥子 牛蒡子 豆卷 防風 荆芥 夏枯艸
連喬 蒺藜 六一散 通艸 赤苓 荷梗

過 火痹頸項延及面部浮腫痛癢並作兼有身熱
豆卷 桑葉 防風 牛蒡 吉更 扁豆衣 連喬
花粉 六一散 赤苓 荷葉

謝 項頸爛皮風傷風浮痕〻延面部兼之頭項感水銀毒浮
碎流水脹痛舌白脉数身熱形懍頭痕

桑葉　丹皮　萆薢　滑石　蒺藜　防風　銀花　製蚕
忍冬藤　土貝　薄荷　生艸

又　頸項爛皮風痛癢交作浮腫退滋水乾舌化烏金
羚角　薄荷　桑葉　連翹　甘菊　忍冬藤　石決明
鉤藤　牛蒡　土貝　花粉　滑石

又　爛皮風諸恙皆減肝火溼熱未淨也
羚角　桑葉　丹皮　黑梔　淡芩　花粉　石決明
馬勃　土貝　桔梗　通艸　薄荷　馬藍根　菊葉

項頸　四

曺

左項瘦核消而未淨 消核

三物旋復合三子養親加味

又方

首烏藤 蒺藜 料豆衣 荊芥灰 歸尾 製蚕 川貝

橘絡 石斛 云苓 澤瀉 谷芽 絲瓜絡

姚

症象缺盆疽漫腫無頭皮色將紅作痛牽及左膊形寒欲熱此氣血凝聚也不喜服藥姑與攻散一法冲和

一粒珠　一丸酒化

陳

左缺盆下流痰六月近甚〻至餘核累〻色赤作痛癸事三月不行盜汗脉細数舌薄白擬化痰養營

香附　當歸　綿芪　陳皮　杏仁　木香　土貝　花粉

萊菔子　赤苓　通草　益母膏　絲瓜絡

又

左頸及缺盆流痰有穿潰象旁圍亦已結核舌根黃膩脉

缺盆疽缺盆流痰　一

細數素體肝鬱〻久生火〻甚生痰〻痺于絡 消核

當歸 黄芪 蘇子 白芥子 萊菔子 香附 絲瓜絡

半夏 陳皮 云苓 炙草 海帶 益母膏

又

流痰有穿潰之象非又形懔發熱至今畏寒脉左沉數右沉遲舌根膩黄夾表邪 消核

蘇梗 豆卷 防風 香附 蘇子 萊菔子 卜蔔子

半夏 陳皮 通草 赤苓

又

流痰已潰膿多 消核

黄芪　當歸　香附　花粉　赤芍　連翹　土貝　角針
橘絡　銀花　萊菔汁

又　流痰已潰膿多餘核痰痕消核攻毒
首烏　黄芪　歸身　花粉　穭子　白芥子　萊菔子
忍冬藤　半夏　角針　土貝　連翹　絲瓜絡

又　流痰潰滋水頻流攻毒
首烏　黄芪　冬朮　歸身　連翹　旋覆花　忍冬藤
山茨菇　赤芍　炙艸　土貝　一金　絲瓜絡

缺盆疽缺盆流痰　二

又　流疫膿少淋水頗流延及頸項有疫癧象也消核

首烏　冬朮　香附　香櫞　當歸　雞內金　忍冬藤

半夏　陳皮　扁豆衣　通艸　赤苓　佛手黄　荷梗

徐　右臂痠痛右腕胛起核痛臂不能舉曾有寒熱舌白滑脉数沉此寒溼聚絡防成流注消核

木香　歸尾　赤芍　威靈仙　秦艽　羌活　絡石藤

木瓜　香附　土貝　通草　桑枝　絲瓜絡　一粒珠

又　右臂腕胛流注結核痠楚形寒發熱舌白脉沉攻毒

獨活　桑寄生　秦艽　歸尾　赤芍　威靈仙　桂枝酒炒

山甲　木瓜　川芎　通草　絲瓜絡　活絡丹　桑葉

陸　右爛皮臂疔游走紅腫癢痛流水脉数舌白側柏

臂　一

桑葉　丹皮　青蒿　連喬　赤芍　枳殼　土貝　銀花

滑石　生州　地骨皮露

沈　肥瘡綿延三月漸変爛皮風兩臂頸項皆有痛癢脉濡細

舌薄白風溼熱交蒸

桑白皮　茯苓皮　地骨皮　五茄皮　白蘚皮　蒺藜

甘菊　連翹　生州　赤苓

王　兩臂暑癤堅硬痕痛暑熱也保安

羚羊角　地骨皮　桑白皮　丹皮　連喬　青蒿　花粉

銀花　赤苓　六一散　扁豆衣　土貝　絲衣葉　荷葉

張　左腋胛旁結核漫腫作痛此暑毒流注也　消核

木香　藿梗　歸身　赤芍　青皮　桑寄生　忍冬藤

橘核　扁豆衣　山甲　六一散　連喬　萬靈丹　荷梗

楊　左腋胛流疫旬日紅腫痛下午形寒脉細舌滑白邪疫痺

于絡分　消核

旋覆花　蘇子　牛蒡　前胡　杏仁　連喬　銀花

山甲　青皮　皂刺　土貝　赤芍　絲衣絡　萬靈丹

臂　二

劉　疥瘡臂癰保安

五皮飲加味

華　爛皮風兩臂有寒熱

蘇子　薄荷　莶希　連喬　白芷　蟬衣　土貝　赤芍

黑梔　六一散　萆薢　通艸　忍冬藤

傅　左臂臑癰作痛六日舌滑脉沉病是傷絡起瘀血濁痰凝

聚冲和

一粒珠一丸用福珍酒化服

鄗　暑瘍竄生頸項以及大臂變為臑癰舌白膩脉沉　保安

芪皮　川朴　青蒿　連喬　黑梔　藿梗　土貝　赤芍

薄荷　益元散　通艸　荷葉

馬

右臂流痰潰膿曾經乳竄腋胛為患　保安

木香　柴胡　歸身　半夏　陳皮　白芍　枳殼　一金

紅花　赤苓　澤瀉　桑枝　絲瓜絡

許

右臂臑癰紅腫三日寒熱舌白脉沉　攻毒

木香　桂枝　蘇梗　半夏　陳皮　土貝　赤芍　角針

臂　三

生帅　絲瓜絡　一粒珠

俞　右手爛皮疔腐爛作痛舌白脉数保安

桑葉　丹皮　地丁草　製蚕　連喬　蚤休　土貝

赤芍　生草　通草　白茅根

又　右手背爛皮疔腐勢稍收按之甚熱膿水極多痛甚形懍

舌白脉数生肌保安

桑葉　丹皮　赤芍　羚羊角　連翹　重樓金線　土貝

銀花　甘中黄　生谷芽　澤瀉　蘆根

王　兩手腕結成瘡紅腫曾有紅絲右手痛延膊胛舌黄脉数

手　一

濡洩少口渴擬清化托膿保安
犀角　桑葉　丹皮　連喬　黑梔　浚芩　青蒿　赤芍
忍冬藤　通艸　車前　蚕休　蘆根　地骨皮露
金　右手蝌鉗瘖紅瘇痕痛此暑熱化毒也舌白脉数素休不
足最怕走黄攻毒
羚角　地丁艸　花粉　連喬　黑山梔　丹皮　土貝
角針　銀花　赤芍　通艸　佛手　荷梗
耶　暑熱化毒右手掌邊疔三日痠痛異常瘇勢不甚舌黄脉

数先進透毒一錢
羚羊角　地丁艸　花粉　連喬　製蚕　蚤休　土貝
赤芍　角針　一元散　赤苓　荷更
任　右手食指羅疔潰久餘腫銀砂
羚羊角　黄芪　連翹　土貝　赤芍　赤苓　通艸
草節
又　由羅疔移為水毒膿少虎口内外皆腫脉細舌白
芪皮　東洋参　羚羊角　生地　連喬　丹皮　香附
手　二

角針　乳香　赤苓　生艸　忍冬藤

陸　右手〻叉疔作痛舌白尖絳脉数　保安

羚角　地丁艸　花粉　連翹　黑山梔　蚤休　土貝

赤芍　角針　赤苓　澤瀉

王　左手無名指竹節疔半月紅腫已潰春温化毒　保安

羚羊角　地丁艸　花粉　桑葉　丹皮　連翹　赤苓

蚤休　荆芥　生艸

喻　右手大指羅疔三日痕痛〻連手背暑邪化毒

羚羊角　地丁艸　丹皮　藿香　連喬　蚤休　薄荷
牛蒡　黑梔　車前　澤瀉　荷梗

蘇　右手大指瘇痮痛脉數舌白本体脾蘊血熱暑風易侵 保安
羚羊角　桑葉　丹皮　連喬　黑梔　地骨皮　土貝
赤芍　銀花　生艸　滑石　赤苓　荷葉　蘆根

范　左手大指蛇眼疔 保安
桑葉　丹皮　地丁艸　連喬　黑梔　蚤休　土貝
赤芍　六一散　扁豆衣　荷梗

手

三

石　左手次指手丫疔癢木紅瘇舌白脉数暑邪化毒一筆

羚羊角　花粉　薄荷　桑葉　丹皮　扁豆衣　連喬

土貝　銀花、滑石　生草　地丁草　蘆根　荷梗

王　左手中指手丫疔漫瘇散痛保安

羚羊角　地丁草　花粉　連喬　丹皮　赤芍　人中黄

蚤休　銀花　六一散　土貝　荷梗　蘆根

周　左手當脉結疔紅絲曾経刺泄舌膩脉数

羚羊角　桑葉　丹皮　連翹　銀花　地丁草　人中黄

花粉　土貝　赤苓　一元散　扁豆衣　荷梗
地骨皮露

高　右手中指暑毒成疔鼠頭不一舌白脉数保安
羚羊角　地丁艸　丹皮　連喬　銀花　荷梗　土貝
蚤休　蘆根　六一散

又　右手中指暑毒疔堅泛疔並起瘇木作痛有蒸膿潰象攻金
桑葉　地丁艸　丹皮　蚤休　連翹　赤芍　土貝
銀花　黑山梔　六一散　澤瀉

手　四

顧　右手發背紅腫作痛舌白脉数 金攻
歸尾　赤芍　羚羊角　連翹　黑梔　銀花　土貝
橘絡　花粉　角針　生艸　荷梗
馮　右手合谷疔兩脇連肩臂痛氣短脉沉細舌黄膩膚冷汗
出暑溼未清又感陰寒
桂枝　川朴　蘇梗　旋覆花　藿梗　新絳屑　細辛
一金　枳殼　六一散　赤苓　荷梗
高　中指蛇眼疔蛇背疔並起潰無膿已有胬肉 金攻

羚羊角 地丁草 蚤休 連翹 黑山梔 花粉 土貝
角針 赤苓 澤瀉 谷芽 茅根

元 掌邊毒竹節疔右手有暑毒也脉数舌黄 保安
羚角 桑葉 丹皮 連翹 黑梔 土貝 銀花 赤芍
生草

蔣 右手掌邊毒作痛形寒此蘊膿也脉沃塞舌白膩胃呆溼困中焦也 双烏
川朴 川連 獨活 桑寄生 白芷 木香 連翹
手 五

赤芍　歸尾　忍冬藤　米仁　生艸　桑枝　絲瓜絡

張　左手食指羅疔紅瘇延手背有起紅絲象也　銀砂

羚角　桑葉　丹皮　連翹　赤芍　土貝　蚤休　角針

赤苓　甘中黄、　蘆根　地丁艸

又　左手羅疔瘇消右手掌邊復起膿泡大有濃窠象也舌絳

脉細数　銀砂

川連　希薟　花粉　連翹　桑白皮　地骨皮　銀花

赤芍　土貝　赤苓　澤瀉　生艸

周　疝氣未平兩手又發疥瘡脉沉濡舌黄膩溼熱深踞三焦

白术　川朴　希薟　首烏　桑白皮　丹皮　赤苓

猪苓

唐　兩手毒瘡頭面下部皆有濕熱挾毒

龍胆艸　生地　木通　製軍　黑梔　連喬　瞿麦

川柏　澤瀉　車前　艸稍　土茯苓

柯　兩手疥瘡此溼熱也兼之白濁已起二月

木通　生地　龍胆艸　瞿麦　萹蓄　連翹　草稍

手　六

滑石　牛膝　車前　澤瀉　竹葉　通草　琥珀屑三分

又　白淋鬆

生地　木通　川連　連喬　黑梔　花粉　滑石　米仁

銀花　草稍　牛膝　赤苓　竹葉　燈薪

又　白濁依然便閉溲黄

生地　龍胆草　花粉　杏仁泥　黑梔　川柏　滑石

知母　牛膝　赤苓　澤瀉　通草　琥珀屑　竹葉

薛　形寒畏風頭目不清左手蛇眼疔紅癨旬外清暑觧毒以保

豆卷　桑葉　蒺藜　防風　連翹　銀花　牛蒡　赤苓
扁豆衣　六一散　通艸　佩蘭

朱

左手中指蛇腹疔紅絲延臂
羚羊角　花粉　地丁草　連喬　角針　藿梗　土貝
蚕休　扁豆衣　六一散　荷葉

倪

兩手風溼左甚于右
三妙丸　希薟丸各三錢　每日用開水送

項

左手背瘇連手心面部暑癤脉数舌白暑熱之邪攻竄

手　七

羚羊角　青蒿　地骨皮　丹皮　連翹　銀花　米仁

滑石　甘菊　通艸　赤苓　生艸　白荷花露

又　左手次指羅疔潰無膿腐肉已起半月上骵暑癤亦潰無膿舌白脉数暑熱化毒非干形寒暑風未可知也

羚羊角　地骨皮　花粉　連喬　銀花　一金　扁豆衣

香附　赤苓　通艸　土貝　荷葉　絲瓜葉　六一散

又　左手次指羅疔胬肉不能屈伸脉絡有損傷之象是用力故也久延恐損指無膿腐竄餘毒未爭脉餒舌根黃膩

川連　生地　羚羊角　連翹　忍冬藤　一金　扁豆衣
滑石　通艸　花粉　土貝　絲衣絡　桔梗　佛手

季　右手掌邊疔手腕流疫並起腫延臂傷風堅硬身熱胎毒
挾風邪
桑葉　丹皮　地丁艸　連喬　銀花　角針　前胡
蒺藜　鉤藤　生艸

又　掌邊疔及流疫皆潰無膿腫退臂瘇依然防腕胛生瘍表
熱四日汗少煩躁　保安

手　八

豆卷　蘇梗　前胡　防風頭　連喬　銀花　角針
土貝　生艸　焦六粬　桑葉
劉　蛇頭疔表熱未净頭脹胃悶舌根膩腹痛便泄　保安
豆卷　藿梗　杏仁　蘇梗　扁豆衣　連喬　銀花
六一散　赤苓　枳寔　一金　通艸　荷梗
歐陽　左手次指竹節疔腫退膿少惟掌節疔瘇硬有潰膿象
川連　羚羊角　地丁艸　蚤休　花粉　丹皮　雞蘇散
扁豆衣　銀花　土貝　角針　蘆根　茆針

羅　中指蛇眼疔潰無膿旁紅腫脉数舌白質绛目白珠紅暑風也　銀砂

羚羊角　桑葉　地丁艸　丹皮　連喬　黑山梔　赤貝

土貝　赤苓　車前　茹鼠根

張　右手中指正竹節疔溼熱挾漆瘡暑毒陽篇

羚角　地丁　蚤休　連翹　丹皮　黑梔　土貝　赤芍

白茹根　一元散　忍冬藤

戚　水窠破傷風毒襲入手腕似有紅絲游走

手　九

桒葉　丹皮　羚羊角　地丁艸　連喬　甘菊　土貝
赤芍　沉香粬　枳殼　赤苓　一元散　白茆根

張　右手小指竹節疔潰膿旁圍紅腫表熱畏寒頭痛骨痠脉
浮数舌滑此感新涼陽蘊
前胡　秦艽　防風　豆卷　吉更　枳殼　土貝　赤芍
赤苓　生艸

趙　左次指成疔六日風温化毒保安
川連　羚角　地丁　連喬　蚤休　丹皮　赤芍　土貝

銀花　生艸　蘆根　茹根

卜　左手次指蛇眼疔三日腫勢散蔓痛連臂膊不能泄毒〻
氣走筋絡　保安

羚角　蚕休　地丁　連喬　桑葉　黑梔　赤芍　花粉
土貝　忍冬藤　通艸　橘絡

趙　左手無名指堅泛疔腫痛寒熱三日風温化毒　保安

羚角　桑葉　丹皮　地丁　連翹　黑梔　土貝　赤芍
蚤休　角針　生艸　白茹根

手　十

周　左手無名指瘇已起三月寒熱

羚角　花粉　地丁　連喬　蚤休　土貝　赤芍

任　右手食指羅疔已起十日瘇痛無膿脉数舌白金攻

羚角　地丁　花粉　蚤休　連喬　黑梔　丹皮　赤芍

土貝　赤苓　生艸　角針

頋　風温化毒右手大指瘇痛當羅為甚形寒舌白脉細数金攻

桑葉　桑枝　丹皮　連翹　黑梔　赤芍　土貝　製蚕

絲瓜絡　角針　生艸

又　右手羅疔腫痕作痛舌光脉数蒸膿象也陽篋

犀角　丹皮　生地　赤芍　連翹　黑梔　角針　乳香

花粉　土貝　蚕休　艸梢　地丁艸

又　右手大指疔膿少旁腫痛金玫

川連　犀角　花粉　蚕休　生芪　連翹　茯神　土貝

赤芍　草節　角針

又　疔毒潰膿旁圍腫痛熱毒鬱伏舌剥脉数

犀角　羚角　連喬　生地　赤芍　丹皮　蚕休　花粉

手　十一

人中黄　乳香　車前　黑山梔　蘆根　茅根　絲瓜絡

忍冬藤

又　痛緩膿多惟背虎口前後漫瘇手三陰三陽餘熱尚𨛱

丹皮　羚角　桑葉　丹皮　連翹　陳皮　竹茹　角針

茯神　香附　赤芍　瓜蔞　絲瓜絡

曹　左手腕疽潰舌白脉数一筆

桑葉　丹皮　花粉　甘菊　連翹　青皮　土貝　赤芍

生草　赤苓　澤瀉　谷芽

倪　左乳結核作痛三日曾有寒熱舌白脉数防成乳串 消核

柴胡　香附　蒲公英　連喬　青皮　陳皮　忍冬藤

橘核　瓜蔞　山甲　通艸　絲瓜絡　橘絡

吴　右乳結核四日外面似有竄頭之意舌白脉数形寒身熱

但能消散為幸 消核

柴胡　香附　木香　蒲公英　連喬　橘核　土貝

瓜蔞　赤芍　通艸　橘絡　青皮　絲瓜絡　一粒珠

鍾　右乳串結核紅腫半月曾有寒熱舌白脉数 金攻

乳　一

葉蘇梗　香附　蒲公英　青皮　絲衣絡　忍冬藤

土貝　衣姜　橘絡　角針　通艸　一粒珠

又　右乳串已潰膿多餘瘇堅寒熱脉数舌白　攻毒

茋皮　香附　蒲公英　花粉　橘核　忍冬藤　連喬

土貝　青皮　赤芍　赤苓　生艸　橘葉　絲衣絡

又　右乳串潰膿已少餘瘇化而不淨潰孔深頭竄兩處日赤

蓋明舌薄白脉数肝経欝火無从發洩　攻毒

羚角　茋皮　花粉　蒲公英　連喬　黑山梔　土貝

甘菊　桑葉　丹皮　石決明　通艸　橘葉　忍冬藤

許　左乳瘇痛結核三日曾有寒舌白脉数乳串象也　金攻

柴胡　香附　蘇梗　蒲公英　陳皮　橘核　青皮

衣姜　赤芍　土貝　一金　忍冬藤　一粒珠

又　左乳結梗堅硬紅瘇根圍反大寒熱舌黄脉数乳串也　金攻

柴胡　歸身　赤芍　橘核　香附　衣姜　土貝　製蚕

角針　山甲　絲衣絡

杜　左乳紅瘇作痛寒熱三日防成乳串　保安

乳　二

柴胡　木香　青皮　橘核　蒲公英　蘇梗　土貝
山甲　赤芍　皂刺　木通　一粒珠

陳　肝胃不和左乳結核長大有乳癖象也　消核
香附　蒲公英　蘇梗　連翹　橘核　忍冬藤　扁豆衣
土貝　赤苓

張　左乳下面結核三日非有寒熱肝胃氣阻暑邪襲伏也
柴胡　香附　蒲公英　連翹　橘核　橘絡　赤芍
青皮　陳皮　赤苓　澤瀉　一粒珠　荷葉　佩蘭

張　左乳下面結核兩處掣痛下午形寒作熱脉弦数舌白肝
欝扶風邪　攻毒
柴胡　蘇梗　牛蒡　蒲公英　連喬　橘絡　陳皮
青皮　山甲　皂角　土貝　益元散　一粒珠

又
　乳疤已潰膿多　保安
香附　茋皮　蒲公英　歸身　赤芍　連喬　橘絡
青皮　絲衣絡　忍冬藤　生艸

又
　乳疤潰膿旁圍有餘堅　保安

乳　三

蒌皮　丹参　香附　連喬　當歸　赤芍　白苾　陳皮
青皮　橘絡　生草　赤苓

周　石乳串𤻲痛寒熱往来已起半月滿乳皆𤻲
柴胡　香附　蒲公英　木香　陳皮　歸身　赤芍
青皮　白苾　角針　山甲　生草　絲瓜絡　橘絡

朱　左下搭疽六日根盤碗大紅腫辛發高作痛舌白脉沉束毒

黄芪　冬术　歸身　木香　半夏　陳皮　枳殼　一金

皂刺　山甲　澤瀉　赤苓　香菌　笋尖

陳　右上搭疽紅腫潰無膿根盤堅硬舌白脉数金攻

黄芪　木香　白术　防風　歸身　赤芍　陳皮　土貝

山甲　角針　忍冬藤　赤苓

張　下搭疽逾候雖潰無膿舌根膩脉濡数此欝火溼熱也保安

白术　歸身　黄芪　連喬　牛膝　藿梗　角針　米仁

上中下搭疽　一

銀花　土貝　赤芩　生艸　香菌　笋尖

又　下搭疽旬日已潰不知痛不發高恐邪陷之險黑虎攻毒

白术　芪皮　白芷　川芎　歸身　角針　半夏　陳皮

土貝　銀花　赤芩　紫茸　香菌　笋尖

姚　下搭疽已起一候紅腫痛根小舌白脉沉遲溼火下注保安

歸尾　川連　芪皮　連喬　花粉　角針　土貝　銀花

生艸　通艸　防風根　赤芍　香菌　笋尖

又　下搭疽八日潰無膿根盤軟胃呆脉沉數舌光保安

歸尾　茯皮　白芷　角針　忍冬藤　花粉　土貝
米仁　枳殼　連翹　赤芍　生艸　谷芽

王　左中搭疽潰無膿根旁堅瘇已有杯大脉沉舌白透膿為要消毒
木香　羌活　秦艽　半夏　陳皮　紅花　白芷　茯皮
土貝　赤芍　赤苓　角針

上中下搭疽　二

張　左偏對口疽經交一候已潰少膿根盤堅形寒欲熱舌白脉數濡此太陽少陽交界之所膀胱寒水最難起高兼鬱火溼熱交蒸防内陷

綿芪　歸頭　花粉　連喬　白芷　銀花　土貝　赤芍
枳殼　赤苓　通草

王　左偏對口疽紅腫作痛根盤已有酒杯大舌薄白中心剝脉數口渴此陰陽並鬱之体溼火在膀胱督脉間致毒
蘇梗　羌活　防風　歸頭　赤芍　生芪　僵蚕　土貝

對口疽　一

白芷　角針　花粉

又診保安

生芪　歸頭　羌活　川芎　赤芍　連喬　白芷　製蚕

花粉　角針　生草　忍冬藤　香菌

又診東毒

黄芪　當歸　川芎　羌活　白芷　花粉　赤芍　製蚕

枳殼　角針　土貝　通草

又診東毒

黄芪　赤芍　歸頭　陳皮　半夏　白芷　花粉　製蚕
製蚕　皂刺　土貝　赤苓　笋尖

沈　四歲嬰兒溼熱上乘督脉正對口疽六日寒熱舌白脉数
根盤已有杯大紅腫難許消散 保安
木香　羌活　防風　蘇葉　白芷　枳殼　土貝　赤芍
製蚕　角針　赤苓　香菌　笋尖

王　偏對口疽已斂餘毒不淨脉沉数舌絳口碎喉乾 一華
洋参　麦冬　花粉　連翹　黑梔　生地　赤芍　桒葉

甘菊　陳皮　赤苓

倪　左偏中騎樑發背兩候皮爛而肉不腐頂高而根不束舌

白脉沉数陽癰

桂木　綿芪　白术　製蚕　山甲　花粉　土貝　白芷

皂刺拌雞血　赤芍　赤苓　萬靈丹　笋尖　香菌

王　右偏騎樑中發背逾候已潰無膿卒紅腫痛舌邊中黄脉

濡暑溼熱上乘督脉陽癰

川朴　犀角　西芪　歸身　冬术　赤芍　角針　銀花

連喬　土貝　扁豆衣　六一散　茄蒂　香菌

騎樑發背　一

腸癰 一

方 滿腹堅硬痛便宣洩澁脉緊弦舌白溼熱挾氣蘊下焦腸癰象也

黄芪 歸尾 赤芍 生軍 桃仁 丹皮 瓜蔞 枳殼

木通 紅花 生州 山甲 薏仁

孫　右脇骨邊起核作痠旁圍膚癢舌白脉細風溼挾痰入絡勿成流痰大幸

旋覆花　新絳屑　葱管　半夏　陳皮　防風　希薟

白芥子　山甲　赤芍　赤苓

又　右脇骨邊結核依然舌白脉細本有肝塊溼痰挾瘀凝阻

木香　香附　赤芍　青皮　陳皮　半夏　紅花　橘絡

歸身　旋覆花　絲瓜絡　白芥子

黃　右脇火丹自肩至背脉数舌滑白風邪溼熱蘊蒸側柏

脇肋　一

前胡　桑白皮　製蚕　牛蒡　甘菊　青蒿　連喬
防風　蟬衣　瓜蔞　益元散　荷梗

金　左肋流注半月下面肋骨漫起舌白脉沉細濁瘦痺絡金攻
木香　旋覆花　柴胡　半夏　陳皮　青皮　絲瓜絡
橘絡　秦艽　赤芍　赤苓　通艸

陳　腸疽腿疽皆潰無膿脉細托裡和中
木香　黃芪　歸身　連喬　赤芍　香附　白芍　土貝
陳皮　赤苓　生艸　青皮

鍾　左肋結疽　攻毒

木香　蘇更　藿更　連喬　製蚕　白芷　土貝　赤芍

角針　六一散　荷梗

脇肋　二

陸　左腿内側筋絡作痛五日形寒夜甚舌白中剥脉数大此
氣血交阻
獨活　桑寄生　秦艽　香附　木香　歸尾　赤芍
防風　牛膝　木瓜　絡石藤　忍冬藤　絲瓜絡　桑枝
一粒珠

王　右腿内側結核漸〻游下痛瘇延至足跗皮色紅班曾有
寒熱舌白脉数症象流火　側柏
桑白皮　地骨皮　苓皮　五茄皮　陳皮　木香　木瓜
腿　一

忍冬藤　秦艽　赤芍　通艸　絲瓜絡　桑枝

倪　左腿外廉結毒潰孔如眼氣臭膿水淋漓舌苔中剥脉濡

敷生肌

三妙丸　木香　萆薢　歸尾　赤芍　生芪皮　銀花

生艸　米仁　象牙屑　通艸　米仁

又診　玉紅

三妙丸　生芪皮　萆薢　米仁　銀花　煅龍骨　歸尾

赤芍　土貝　赤苓　生艸　明乳香一錢

頌　溼熱下注左腿内側結核痠痛漸大恐成流注擬木香流氣加减 消核

木香　歸尾　赤芍　香附　威靈仙 酒炒 秦艽　一金

牛膝　木瓜　通艸　忍冬藤　活絡丹

劉　左腿外側痠痛漫腫脉数舌白熱邪逗筋絡以流注也 攻毒

桑寄生　獨活　木香　歸尾　秦艽　川芎　赤芍

牛膝　山甲　絡石藤　忍冬藤　通艸　一粒珠

絲瓜絡

腿　二

又 左腿外側流注瘇痛仍無頭腦脉数舌薄黄 攻毒

黄芪 木香 花粉 歸尾 赤芍 秦艽 土貝 白芷

威靈仙 角針 山甲 車前 桑枝 絲瓜絡

李 右腿癰膿出未淨近跨起核紅瘇作痛胃呆 保安

木香 歸尾 茯皮 赤芍 木瓜 青皮 陳皮 土貝

山甲 赤苓 車前 澤瀉 谷芽

王 左腿癰三日紅瘇瘇延胯灣筋中作痛脉数舌白 消毒

木香 歸尾 赤芍 秦艽 威靈仙 一金 紅花

牛膝　絲瓜絡　赤苓　通草　一粒珠

孫　左腿流注浸漫走陽經絡正氣已盡　珍珠

木香　桂枝　歸尾　赤芍　連喬　忍冬藤　牛膝

絲瓜絡　香附　土貝　赤苓　澤瀉

腿　三

莫

敗精瘀注兩跨結核左跨核脹痛有横痃象也舌光脉数灼熱陰分尢蚕感寒腹痛便泄 金玫

木香　歸尾　赤芍　金鈴子　陳皮　香附　茴香

山甲　沉香粬　赤苓　腹皮　通草　一粒珠

王

横痃左已潰右將潰紅腫舌薄白脉濡数此溼熱下注挟毒氣 玉級保安

川連　木香　綿芪　歸尾　赤芍　土貝　牛膝　通草

忍冬藤　米仁　生草　花粉

横痃　一

莊　横痃後变為結毒腐爛連玉茎防茎落珍珠

犀角　川連　歸尾　連翹　吉更　人中黄　川柏

赤芍　青黛　銀花　外梢　土茯苓

薛　魚口之後餘毒未淨左跨結核三年近日右跨亦結核皮色不变陰頭瘇癢舌黄脉細数陰虚溼火下注消核

川連　生地　木通　連翹　花粉　黑梔　瞿麦　萹蓄

川柏　艸梢　山甲　竹葉　燈心

劉　右跨作痛此溼熱氣血凝滯也脉沉舌滑白金攻

木香　歸尾　赤芍　半夏　陳皮　香附　威靈仙

土貝　紅花　山甲　牛膝　澤瀉　六一散　三妙丸

汪　瘡毒屢發屢痊近日白濁龜頭瘇兩跨結核腹痕溼熱挾

跨　一

毒下注

龍胆草 木通 生地 瞿麦 萹蓄 滑石 川柏

知母 牛膝 通艸 赤苓 泽泻 竹葉 燈薪

洪 遠行阻氣兩跨結核轉紅已旬日脉沉細舌白消核

木香 藴梗 歸尾 赤芍 連喬 青皮 滑石 花粉

山甲 牛膝 通艸 泽泻 一粒珠

盧　溼熱下注三陰海底成懸癰腫硬有頭舌滑白脉沉濡攻毒

歸尾　生地　生軍　連喬　赤芍　陳皮　土貝　山甲

刺蝟皮　澤瀉　車前　牛膝　忍冬藤

王　膿窠四肢兩髎皆有三陰海底亦有懸癰潰流膿水氣促

吐涎沫舌白脉沉濡一派溼邪充斥瘡油

生茆朮　川連　茯苓　歸尾　希薟　赤芍　川柏

陳皮　滑石　澤瀉　生艸　米仁

又　瘡勢衰懸癰眼腐大舌化脉沃塞似暢玉紅瘡油

懸癰　一

茆术　川連　歸身　芪皮　陳皮　五茄皮　茯苓

米仁　半夏　梘滑石　生艸　通艸

又　瘡衰惟氣促此瘡久與下血後肺脾氣傷也舌化脉舒暢

健脾滲溼治瘡　玉紅油

白朮　川朴　黄芪　歸身　半夏　陳皮　五茄皮

白芍　米仁　茯苓　滑石　忍冬藤

又　瘡勢上身大萎下身依然瘡毒爛孔漸生肌肉舌根白膩

脉沉行走氣喘易汗脾陽大傷　玉紅

香砂六君子丸　六味地黄丸

林　左邊子癰右睪丸腫硬形大如碗舌白膩脈細沉　金攻

木香　歸尾　赤芍　金鈴子　延胡索　橘核　吳茱萸

青皮　陳皮　牛膝　土貝　一元散　桔梗　茴香

荔枝核

汪　懸癰四日紅腫痛脈沉舌白膩溼熱充斥下焦

川朴　黄連　萆薢　滑石　米仁　陳皮　茯皮　豬苓

赤苓　澤瀉

懸癰　二

許　右肛門旁痔壁肛癰腫脹作痛舌黄脉数陰虚溼熱下注

川連　生地　花粉　連喬　黑梔　赤芍　牛膝　歸尾

知母　川柏　苦參　銀花　刺蝟皮

張　肛癰先起表熱繼增二日有汗表熱連熱肛癰腫痛舌白

脉数一筆

豆豉　蘇葉　藿香　前胡　牛蒡　防風　象貝　桔梗

扁豆衣　六一散　赤苓　通艸　荷葉　佩蘭

朱　肛癰膿已少内痔得便即痛舌滑脉沉濡擬補中益氣加

肛癰　一

減

參條● 黃芪 生地 歸身 花粉 陳皮 川連 川柏

白芍 知母 龟板 赤苓 升麻

朱 盟肛梅瘡已發兩處溲赤便結胃呆舌白脉沉細澀氣挾

毒氣 青雪

川連 生地 萆薢 連喬 銀花 黑梔 滑石 花粉

川柏 通艸 赤苓 青麟丸

張 右肛門旁癰紅腫痛舌白脉細遲蒸膿象也 保安

川連 當歸 赤芍 川柏 知母 銀花 連翹 花粉
陳皮 土貝 通艸 刺蝟皮

馬 肛癰復發堅硬作痛陰虛溼熱下注
川連 生地 萆薢 丹皮 黑梔 川柏 知母 土貝
米仁 通艸 赤芍 刺蝟皮

又 肛癰潰後成管惟咳嗽頭痮新感也舌光脉細數
前胡 牛蒡 蒺藜 款冬花 杏仁 紫菀 瓜蔞
象貝 通艸 赤苓 枇杷葉

肛癰 二

王　肚癟二日紅腫作痛舌黄膩脉沉濇溼熱下注金攻

木香　生地　歸尾　連喬　防風　赤芍　陳皮　土貝

刺猬皮　山甲　赤苓　澤瀉　萬靈丹牛膝泡湯送

徐　左肚旁腫痛已起半月舌黄膩脉数細溼火下注

龍胆艸　生地　木通　歸尾　木香　赤芍　生軍

川柏　知母　角針　刺猬皮　車前　一粒珠

崔　溼熱下注腎囊風三月有時癢破則流水舌黄膩脉濡数

萆薢　滑石　連喬　川連　防風根　五茄皮　忍冬藤

防已　希薟　牛膝　木通　米仁

腎囊風

一

金　左臀疽三日堅硬瘇痛形寒舌滑白脉数　金攻

木香　羌活　歸尾　赤芍　苓皮　陳皮

張　兩臀疽左潰膿出不多舌黄脉数陰虚溼熱下注

川連　萆薢　滑石　連喬　當歸　米仁　土貝　赤芍

花粉　艸梢　防己　角針

又　臀疽潰右甚于左旁圍堅硬　攻毒

龍胆艸　生地　滑石　連喬　木通　歸尾　赤芍

角針　牛膝　土貝　車前子　花粉

臀疽　一

鄔　癖瘡漸變發疽堅硬作痛下午形寒脉濡溼熱下注也保安

萆薢　滑石　丹皮　藿梗　防已　五茄皮　扁豆衣

豬苓　黑梔　赤苓　牛膝　通草　荷梗

趙　右發疽已潰無膿腫痛氣穢流水脉沉細舌絳多裂陰虛

溼熱下注保安

川連　生地　丹皮　連喬　萆薢　川柏　滑石　知母

花粉　土貝　赤苓　牛膝　刺蝟皮

石

右腠內側溼痰流注痰痛脉細数金玫

木香　獨活　秦艽　半夏　陳皮　桑寄生　青皮

橘絡　歸尾　赤芍　牛膝　通艸　一粒珠一丸匀四服

又　右腠瘇勢似退腠盖尚大舌白陰東

桂枝　木香　桑寄生　秦艽　獨活　乳香　忍冬藤

木瓜　山甲　角針　牛膝　桑枝　絲瓜絡

萬靈丹一丸匀兩服

膝　一

周　足三陰經虧損氣血不和陰寒聚右膝痠而膝蓋大左目起翳腰部痠舌薄白脉濡細病在肝腎大有鶴膝風象也

桂枝　歸尾　赤芍　秦艽　靈仙　陳皮　牛膝　杜仲

絡石藤　紅花　木片　澤瀉　桑枝　絲瓜絡

段　病後邪戀筋絡左鶴膝風漫腫近增寒熱舌白脉数沖和

柴胡　桔梗　木香　秦艽　半夏　陳皮　牛膝　土貝

赤芍　山甲　赤苓　澤瀉　桑枝　絲瓜絡

鶴膝風　一

周 瘡毒結聚於左足次指〻〻丫腐爛作痛血水交流起將半載形寒脉数舌白淹纏症也 綠楊

川連 生地 萆薢 歸鬚 赤芍 丹皮 土貝 米仁 牛膝 赤苓 銀花 生艸 菉豆衣

吴 風溼熱三氣下注兩足趾跗紅瘇脹痛起瘰左足為甚舌滑脉数濡恐成流火

白朮 川柏 牛膝 忍冬藤 五茄皮 陳皮 萆薢 防已 防風 米仁 通艸 車前

足 一

又　清熱化溼合三妙意進足跗紅退瘇未消洩不多

三妙丸　防己　萆薢　丹皮　歸尾　赤芍　五茄皮

米仁　猪苓　赤苓　澤瀉

忻　陰虛溼熱挾痰下注左足外踝骨旁結核痠楚按之則痛

舌光根薄黃脉細數防成溼痰流注奠消爲幸　消核

木香　歸尾　赤芍　半夏　陳皮　連喬　土貝　牛膝

白芥子　通艸　赤苓　忍冬藤　桑枝　絲瓜絡

又　左足踝骨結核痠痛足背上筋絡亦痛編身肌膚發癢且

有紅瘰舌淡黄脉濡 青保

桑白皮　丹皮　地骨皮　五茄皮　苓皮　豨薟　米仁

木瓜　忍冬藤　胆星　防己　通草　絲瓜絡

陳　炙瘡破流滋水在左足內臁潰孔兩處四圍紅暈

萆薢　防己　歸尾　銀花　連喬　赤芍　土貝　牛膝

米仁　草梢　通草　丹皮　豨薟

又　左足炙瘡紅暈退病在足三陰經溼熱借端下注 白玉膏

三妙丸　歸尾　赤芍　連翹　防風根　川連　銀花

足　二

滑石　苦參　防己　米仁　艸稍　五茄皮

又　炙瘡紅暈退再清理　保安

白术　云苓　白鮮皮　防己　五茄皮　連喬　米仁

歸尾　滑石　川柏　牛膝　赤芍　萆薢　艸稍

又　炙瘡黑腐化滋水流　紅玉

萆薢　滑石　陳皮　忍冬藤　白术　茯苓　五茄皮

赤芍　川柏　防己　牛膝　土貝　米仁　丹皮　歸尾

又　左足炙瘡新肉雖生腐水尚有舌苔仍黃究屬溼熱未淨

也

三妙丸每日四錢

嚴　右足湧泉疔紅保安

犀角　花粉　丹皮　連喬　黑梔　牛膝　土貝　赤芍

荷叓　地丁艸　六一散　蘆根

李　左足背紅腫痠痛三日舌白脉数氣血凝注防足發背金攻

木香　歸尾　赤芍　獨活　秦艽　威靈仙　牛膝

土貝　萆薢　赤苓　六一散　防己　荷梗

足　三

徐　假蚊蟲左足背起疱浮瘇有水疔象也

木香　歸尾　赤芍　連翹　陳皮　白芷　牛膝　防己

萆薢　半夏　赤苓　澤瀉　桑枝　絲瓜絡

陳　右足爛皮風濕水並流蕉之溼温表病綠楊

豆豉　川朴　蘇梗　一金　蒺藜　半夏　陳皮　白朮

秦艽　通草　滑石　赤苓　珮蘭

又　右足爛皮風紅暈退舌黄脉細遲綠楊

萆薢　滑石　防風根　黑梔　連喬　半夏　陳皮

丹皮　豬苓　赤苓　艸稍

錢　左足溼毒瘡已有膿頭兼之頭目不清胃次窒暑邪也

萆薢　滑石　薄荷　防己　連喬　銀花　扁豆衣

希薟　陳皮　赤苓　豬苓　通艸　佛手

趙　右足溼毒

滑石　丹皮　歸尾　赤芍　米仁　五茄皮　牛膝

萆薢　土貝　艸稍　通艸　香櫞　希薟

談　兩足寒溼襲入經絡兼之遠行受傷兩足踝兩足背皆游

足　四

痛作癈此氣血被陰寒凝聚須温通經絡服一粒珠一丸

洗方

附片　桂枝　獨活　紫蘇　秦艽　紅花　桑枝　生姜

絲瓜絡　福珍酒　蘄艾　扦〻活

唐　穿踝疽紅腫溼熱下注保安

蘓梗　歸尾　木香　藿梗　連翹　赤芍　黑梔　滑石

丹皮　土貝　忍冬藤　澤瀉

温　下部起瘰痒痛𤺥痕舌黄脉沉溼熱下注

生地　胆草　木通　艸梢　連翹　丹皮　黑梔　牛膝

川柏　知母　赤芍　赤苓　澤瀉　車前

高　毒勢攻竄　綠楊

川連　桑白皮　丹皮　五茄皮　陳皮　萆薢　忍冬藤

土貝　生艸　苓皮

沈　清熱滲溼化毒法進下焦病極投機舌滑白尺脉弦

生地　丹皮　木香　黑梔　萆薢　陳皮　滑石　米仁

上中下三部　一

萹蓄　炒梢　泽泻　萆薢　三妙丸　燈薪

吴　徧体風溼成瘡下甚于上舌中心裂紋近日表熱畏寒有
新感

白术　茯苓　希簽　蘇梗　秦艽　防風　丹皮　滑石

萆薢　米仁　通艸

戚　火丹餘毒逗留筋絡痠痕舌白脉濡数

獨活　桑寄生　秦艽　防風　連喬　蒺藜　忍冬藤

土貝　香附　赤芍　赤苓

許　瘡毒未淨苗毒又恋加以風寒咳嗽身熱三日便溏舌白
有涕涙
豆豉　防風　荆芥　前胡　紫菀　枳殼　象貝　杏仁
焦六粬　赤苓　通艸

魏　徧体爛皮風肢面甚顴浮腫舌白脉数緑楊
桑白皮　丹皮　五茄皮　陳皮　苓皮　一金　薄荷
馬勃　蒺藜　土貝　通艸　衣姜　希簽

吳　滿身紅瘰次遊頭面結為毒火瘡累々結纍喉痛
上中下三部　二

薄荷　前胡　荆芥　連喬　黑栀　桑葉　土貝　赤芍

赤苓　澤瀉

係　滿身結毒四肢為甚腐爛氣穢脉細数舌中剥金攻

三黄丸　歸尾　丹皮　銀花　黑栀　羚羊角　石决明

龟板　車前　生艸　土貝

方　暑癤火丹並起寒熱胃悶舌黄脉数

豆豉　荆芥　防風　牛蒡　藿梗　一金　枳壳　吉更

象貝　扁豆衣　六一散　荷葉　佩蘭

許　火丹天泡瘡頭面肢背胃部皆有畏風畏冷表熱胃悶舌白脉沉数　側柏

豆豉　藿梗　蘓梗　一金　枳殻　防風　土貝　吉更

銀花　扁豆衣　六一散　通草　荷叶　佩蘭

又　火痈天泡瘡勢已漸定舌化脉濡細　側柏

青蒿　蘓梗　藿梗　陳皮　丹皮　一金　象貝　赤芍

忍冬藤　扁豆衣　赤苓　澤瀉　荷梗　地骨皮露

過　頭面上肽天泡瘡痛癢交作形寒暑熱也　上中下三部　三

羚角　花粉　川連　連喬　半夏　扁豆衣　黑梔
六一散　地骨皮　赤苓　通艸　青蒿　絲衣叶　荷葉

又　天泡瘡遍体皆有左手中指竹節疔作痛
黃連　羚角　地丁　黑梔　青蒿　地骨皮　扁豆衣
連喬　丹皮　六一散　衣蔞　杏仁　荷叶　絲衣葉

曹　風疫
三子養親加味

卜　時毒起周身浮瘇

蔥豉加

呂　游風

豆卷　蒺藜　荊芥　製蚕　薄荷　牛蒡　馬白　土貝

吉更　苓皮　瓜蔞　生艸　乾荷葉

上中下三部　四

胡　火丹起曰四肢水窠内溼熱外感側柏

豨薟　蒼耳　白术　杏仁　防風　芪皮　陳皮　赤芍

帶皮苓　生艸　通艸　荷更

屠　疥瘡四肢皆有脉沉細舌白臟脾蘊溼熱瘦本多腹痛泄

和脾理溼瘡油

川朴　冬术　豨薟　木香　梹榔　枳壳　一金　防風

藿梗　白芍　益元散　佛手　荷梗

程　膿窠後變癩疥四肢身體皆有脉沉舌白

四肢

一

川連　生軍　生地　希薟　地膚子　桑白皮　連喬
忍冬藤　土貝　赤芍　赤苓　生艸

劉　膿窠四肢皆有舌白脉濇便赤一派溼熱瘡爲
茅朮　川連　香附　希薟　丹皮　茯苓　猪苓　滑石
米仁　白蘚皮　生艸　通艸　燈薪

又　膿窠疥瘡四肢皆有肢面浮瘇胃呆溼邪充斥冒風頭痮
茅朮　柴胡　希薟　半夏　陳皮　茯苓、五茄皮
沉香粬　木香　車前　通艸　生艸　姜皮

周　大頭膿窠四肢臀部溼熱蘊蒸舌黄脉濡

三妙丸　青麟丸　希薟　丹皮　茯苓　桑白皮　陳皮

蒼耳　米仁　通艸　車前　澤瀉

汪　膿窠瘡四肢臀部皆有舌白脉沉濡溼熱交蒸

茅朮　川連　生軍　希薟　蒼耳　桑白皮　陳皮

丹皮　黑梔　赤苓　車前　澤瀉　谷芽

又　加川椒　蛇床子洗方

高　黃水瘡感風寒熱頭痛牙齦痕蛤粉

蘇葉　香附　防風　荊芥　枳殼　桔梗　土貝　赤芍

殭蠶　赤苓　生艸

馬　瘡後脾傷胃呆脈沉舌白

白术　川朴　歸身　猪苓　砂仁　谷芽　滑石　米仁

車前　澤瀉　紅棗

黃水瘡　一

馬　瘰癧紅腫四圍堅硬脉数舌絳

芪皮　川芎　歸頭　白芷　白芥子　連喬　忍冬藤

絲衣絡　土貝　角針　赤芍　通草　一粒珠

又　瘰癧将潰

芪皮　當歸　白芷　半夏　陳皮　連喬　土貝　赤芍

赤苓　通草　荷梗

又　瘰癧潰膿少

洋参　綿芪　冬术　花粉　連喬　陳皮　赤芍　白芷

瘰癧　一

土貝　角針　製蚕　通艸　谷芽

又　痎瘧膿多餘瘇堅近日腹痛瀉寒滞也保安

白朮　茯皮　陳皮　防風根　枳寔　沉香粬　麦芽

煨木香　腹絨　赤苓　澤瀉　六一散

王　痎瘧紅瘇有蒸膿象攻毒

蘇子　茯皮　萊菔子　白芥子　製蚕　連翹　角針

土貝　銀花　赤苓　澤瀉　茄針

馬　牽籐流注延左環跳一載潰孔流膿成管左足已縮脉数舌澀瘦痺絡金玫

木香　黄芪　歸尾　秦艽　獨活　桑寄生　半夏

陳皮　赤芍　牛膝　土貝　生术　桑枝　絲瓜絡

牽籐流注　一

孫　流疫成管膿多感暑邪熱未退 珍珠

川朴　藿梗　蘇梗　半夏　陳皮　沉香　赤芍　枳殼

吉更　赤苓　佩蘭

又　表熱退腹瀉脉沉軟舌白暑邪也流疫膿出

川朴　白朮　陳皮　藿梗　防風　枳殼　一金　車前

沉香曲　益元散　荷葉

又　流注有收功象現在咳疫有感 生肌

前胡　杏仁　紫苑　蘇子　吉更　芪皮　赤芍　通艸

流疫流注　一

六一散

又　流注斂復瘇又有潰象舌白脉沉

熟地　綿芪　洋参　冬术　香附　木香　土貝　白芷

忍冬藤　車前　角針

又　流疫斂者斂潰者潰脉沉十宝

潞黨参　大熟地　冬术　生黄芪　半夏　陳皮　云苓

象牙屑　懷牛膝　土母　赤芍　澤瀉　生艸

又　加龟鹿二仙膠　歸尾　枳壳　谷芽　生地　丹皮

袁　流注管孔已出周圍靡腐現　禾生
：肌長肉之葯刻下尚不可投也 金汁 蛤粉
正氣丸　白朮　茋皮　米仁　銀花　赤芍　牛膝
土貝　川柏　六一散　通艸　佛手

流痰流注　二

鄧　二月孩七歲猴疳胎毒也

犀角　川連　花粉　連喬　人中黄　忍冬藤　生艸

土貝　赤芍　萊菔

陸　二月嬰孩胎癩猴疳口鼻二陰皆有舌苔白手足腐爛胎

火胎毒並重柳青

犀角　川連　羚角　花粉　連喬　丹皮　黑梔　赤芍

赤苓　土貝　生艸　谷芽

吳　五月孩胎癩黄連膏

猴疳胎癩　一

羚角 銀花 桑葉 甘菊 生艸

許 滿頭疥癩痛癢十月孩胎毒溼熱交蒸

桑白皮 地骨皮 希薟 丹皮 連喬 銀花 赤芍

土貝 防風 赤苓 生艸 蟬衣

又 胎癩将变猴猻疳也

川連 甘艸 銀花 菉豆 煎常服

劉選邊秘傳外科一卷

〔清〕尹君旭輯

清抄本

劉邋遢秘傳外科一卷

本書爲中醫外科著作。又名《秘傳外科一串珠》《外科一串珠》。作者生平不詳。卷首爲總論，闡述外科病證的病因病機、外科常見病證的診斷、治療方法及各種宜忌。後詳論各種外科病證的臨床表現及具體治法，間有插圖明示疾病的部位。後列外科方目，收録外科通用方二百二十五首。最後又抄輯二十餘首外科驗方。全書精練實用，確爲傳抄秘本。

劉涓子秘傳外科

劉邋遢秘傳外科

内经曰。諸痛癢瘡瘍。皆傷於心。又曰營氣不從。逆於肉理。乃生癰疽。又曰膏粱之變。乃生大疔。又曰汗出偏沮。使人偏枯。汗出見濕。乃生痤疿。又曰開闔不得。寒氣從之。乃生大瘻。又曰地之濕氣感則害人皮肉筋脉。即此数者而窮之。則知臟腑受病之根源。皮肉蓄結病之枝葉。尚使内無鬱熱蘊蓄於中。外無濕熱浸淫於肉。則氣血和平[illegible]肉腫生癰。何以生瘡。何以發也。凡治癰疽。先辯陰陽虛實。經曰諸癢為虛。諸癰為陽。諸疽為陰。又當辯其是癰是疽是疔。然後[illegible]辨施治。庶不差錯。蓋熱發於皮膚之間。浮腫根小至大。不過一二寸者。癤熱

發於臟腑，膿出於肌肉，腫高根闊，為癰。五臟鬱毒流於骨髓，附骨而
生者為疽。經曰：方覺大如伏瓜，為疽。酒色迷真，厚味遺口，或心志不
遂，鬱不得伸，毒生於薄肉，小孔蜂窩，此是發也。若夫疔毒乃五臟積
熱，六腑受傷，或食禽獸之毒，剝惹牛馬之穢，始生如赤米大，不知
謹護而誤觸犯，輕者必生重，重者必死。急用清香油調雄黃數之以攻其
毒，不然立見其斃也。夫癰疽發背之生，有五善七惡之辯。動息自寧（脈[illegible]滑潤，此是心脈也），
飲食知味（此是脾善也），一善也；二便均調（此腎也），二善也；神氣清明，語聲清朗，三善也；
膿潰腫消，色鮮不臭，四善也；身體平和，而無吐瀉，五善也。誤見則吉（睡夢驚頻）。
大眼白睛黑（此是膽陰虛），兩目緊小，唇青瘡黑，一惡也；頸項難轉，四肢沉重，目

肝腎陰虛
藥味丸料加於此

（山梔麥冬）桑閉耳聾二惡也（七）不能飲食不納藥味而嘔吐食不知味（脾氣弱）痛極渴甚三

（如不應用八珍湯）惡也聲嘶色脫（脾肺俱虛）面青氣喘四惡也（脾腎虛）冷汗時出恍惚嗜臥（脾腎虛火）言語顛倒五

（加炒山梔麥冬五味）惡也煩躁（用桂附虛寒）咳嗽（邪火內淫）肚腹作泄小便混濁六惡也膿水腥臭（胃氣虛而火盛）腫起尤甚七

（脾腎虧損　補中益氣加山茱萸山茱五味不應用十全大補加山茱萸山茱五味）惡也七惡俱全者大凶五善見三則吉七惡見四則危凡治癰毒初覺則解熱拔毒既覺則排膿定痛初腫而未潰者一毫熱藥不可服既破而已潰者一毫涼藥不可服初作者先須托裏既潰者必須排

（胃氣虛弱　六君子加木香砂仁如不應加附子　脾肺俱虛　補中益氣加大棗生姜炒　不應用六君子加炮姜更不應加附子或用十全大補加附子炮姜）膿此古人治癰疽之大法也如遇癰潰之際尤當酌以時令察以脈理辯其虛實決其輕重審勢而用（之成表）之庶不夭折人之天年也如毒始作無問何症先須千金托裏散二服三四劑自定臟腑服千金內托散

亦可，便毒不致內攻。然後宜敷以清陽散。三托裏以敗毒散。又定痛

乳香湯。若增寒壯熱，以小柴胡湯。若大便秘結，以大柴胡湯。引證

陽氣虛寒以托裡溫中湯後用六君子湯加附子或加生人參以薑枚

胃氣虛而作嘔、人參、黃芪、白朮

渴飲水，以黃芪六一湯。五一子識氣以豆湯。嘔吐不納，以

參砂養胃人參養胃湯。若飲食不甦，前藥加砂仁、教斷。音脫，以麥冬清火湯。

胃湯以不應者腹痛，以白芍甘草湯。若煩燥，以黃連清熱湯。若好眠，以益氣清身

用補十全大補湯加麥冬湯五味若虛弱，以人參黃芪湯。若痛甚，以清肌快膚湯。若恍惚恐懼，以歸脾

驚散六日久而作膿者，以妙劑飲。若膿潰而腫不消者，以真人活命

飲惕悸清涕不止，以真人養臟湯。若氣喘而嗽者，以木香順氣湯以自

汗虛汗以黃芪固人湯。川徹膿，以萬靈膏斂口，以生肌散。七已上

病症無過於此者若夫疔瘡毒惡以騎竹馬穴灸而殺之寔有起死回生之功有生於內者曰腦癰肺癰腸癰痔癰治法與前瘡不同須要認驗得失然後下手不可妄施藥餌以惹毒腸為害不小可不慎哉方訣俱載圖形中慎勿輕忽凡毒未潰之先而前數項等瘡見者於各瘡湯內要加連翹梔子鼠粘子金銀花皂角刺凡既潰之後而前數項之瘡見者於各瘡湯內要加人參黃芪金銀花連翹梔子春多用防風白芷柴胡川芎夏多用黃連梔子連翹麥冬秋多用黃芩蒼朮連翹梔子冬多用人參白朮連翹梔子甘草癰疽發背之治大槩如此至若傷寒諸症未可汗而先汗未可和而先和汗

滯皮膚毒阻骨髓故生此毒自下而流上者毒生必出自上而流下者毒生必多亦須解衣活服拔毒宣熱以千金消毒飲於切不可驟用膏藥數貼以閉其毒若見危殆燃亦同前治疔毒種不同其害則一惟滿三十六種毒尤先須拔疔散用之或以鉄箍散圍之内服拔毒散雄黃飲若有變症一同前治至若瘰核瓔瘤瘰癧馬刀之贅誤濕鬱痰瘰之濃主火之盛生風之盛生熱之極而生瘡矣詳見圖形皆由内藴七情外感六慾宜清痰降火之劑宜散拔毒之方既感必用消毒始覺行以艾炙勿信下刀誤用爛割先經回諸經惟有以陰陽陰二經生瘰癧惟少陽之明經生瘰癧彼膚間岂達二經之竅

哉蓋由多氣少血故耳凡診外科脈未潰之先要洪大拍指按之有力舉之浮健既潰之後要沉健應指按之略健舉之輕浮此爲吉兆也若未潰之先脈浮沉緩不疾不數既潰之後脈表健實或大或洪則難收功也若癰腫前後脈微弱此危症也經年月日臨難以全活須要養血健胃養氣和中如參芪歸朮之類一日不可遺也設罷延不治瘡毒峻而入腹胸滿氣喘。膿脹呻吟瘡形平沒斃也必矣當速以千金救裹散從表而出之庶焉既生散已近而奪之或可生不然十無一生矣凡破癰腫須認有膿無膿須看正處偏處以手按之熱則有膿不熱則無膿以濕紙貼之乾處是正處不乾是偏處也然後用針無爍口闊蓋針口大而膿易盡也凡用針時深（深處）針之淺處淺針之甚忽勿略性命之所係也如針魚口便毒背疽瘰癧胯腹宜淺針之恐傷內膜如針腎癰腰疽厚肉之處宜深針之以泄其毒時當見今之治發背者多以刀針勾割去筋膜敗肉仍以茶洗況病發之時已痛楚矣勾割若楚之其神何安是豈仁術哉且背之去臟其間不能以寸調護之法恐猶傷之豈可施其勾割乎內外藥功有時自愈甚勿聽此自取危亡

訣曰癰疾之作古名悍疾內蘊鬱熱外感風濕腫起為癰隱伏為疽形諸三背乃作癢治始作之時有黍米大增寒壯熱遂漸而起忽惹怨情勿勾勿洗初作灸艾腫斯可已如其不

然先須攻裏勿使毒入裡延骨髓托裏之法當[illegible]定痛是
為切求生肌歛口如此可休若行勾割自惹其僾腫起而喜慎勿煎
憂此為毒淺也調之可瘳調之如何先慎其口發風動氣一切皆戒不
特如此也須要慎人孝子孕婦勿與相近腋氣之徒勿與為隣最宜[illegible]
絕房事月經生[illegible]纖穢觸之非輕虎豹皮裘衣之甚損當使蘭香[illegible]
楚可分如或不然痛楚難禁昧人不知何之鬼神求神礼佛有何[illegible]
生智者達之不悞此心修和藥餌窮究醫經

○腦鑠　此症生於巔頂上由腎脈太陽經之所主也受者乃陰陽不調氣攏上聚而不散故生此毒如不速治頂裂髓枯難復收矣先用敗毒流氣飲(四)再用拔毒流氣飲效二三劑次以内托流氣飲(百)治後用神仙白芨散(几)外用敷藥方(首卄)

○疳腿　此症生於牙根耳庭之後由肝經少陰之所主也一名赤疳

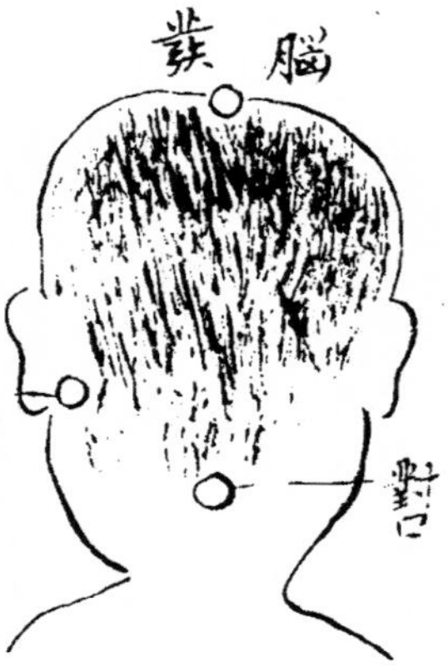

癰乃氣不行壅滯腦頰宜用清肝流氣飲附服一二劑復以托裏流
氣飲附治之外貼萬靈膏若於起初之時作痒皆於毒上灸六七
壯併頰車肩口各灸二壯甚妙敷方附
對口　此疮生橫山骨下百勞骨上對口而痛不可當上連腦頂下
徹心肝乃手足三陰三陽之所主也治之不善必死由思慮過多醉
熱上升炙愽多傷心脾濕熱故生此毒始覺先宜海馬崩毒法附祛
毒一掃丹附然後三香流內托飲附定痛消毒飲附內須排膿定
痛外須飲口生肌不然頸項筋脫必然致死

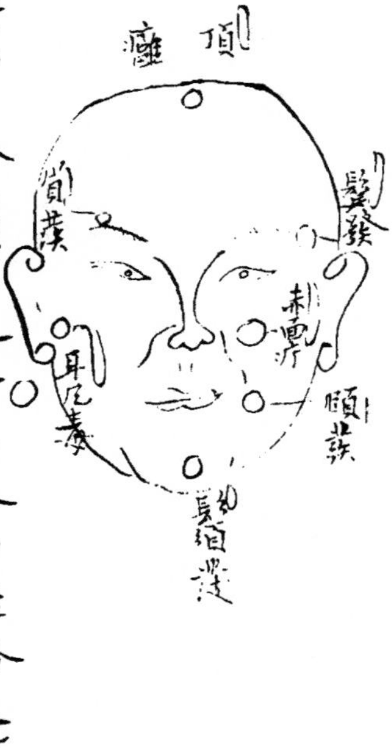

頂癰　此症生於巔頂之上。乃人身經絡之所總司也。其病受於心乃六腑不調，濕熱聚於巔頂，因而成毒。宜用升麻敗毒湯、羌活勝濕湯。外用數藥敷之，徹盡膿水，然後生肌自愈。

鬢疽　此生子兩鬢額邊。小兒男婦，此症多生不救。乃手足太陽少陽之所主也。由心肝蘊熱，頭額受風，故生此毒。宜泄肝經之熱，用柴

胡升麻湯攻排膿生肌散可愈用數方此

剌面疔　此症生于面上乃心肝積熱上炎故初起如黍米大略痒不甚痛切勿抓破犯之甚害始用鉄箍散十後用追毒飲此治之若腫起內只服藥使膿勢自穿潰以生肌自愈

頤㿉　此症生于兩顴下骨寸許乃手足太陽太陰蹻經之所屬也由脾肺積熱上沖面頰故生此毒宜用升麻解毒湯主治之初起以數方敗治之以點椒雀茶煎湯嗽口一日千餘次噴毒使內達不得穢氣積遲腫起根大定成漏膿內服追毒散外用生肌散愈

鬚發　此症生於頤下地角之處乃手足太陰太陽之所屬也由　飲

酒渣　多蓄積熱毒上冲　初起如粟米顆粒漸漸侵爛遂成膿潰痛癢不一經年不愈治生方以前藥嗽口法及熱艾雄黄木鱉子白礬白芷同艾杵做一大圓點着入小罐内以燻瘡四圍臁塞勿透火冲臉後服升麻解毒湯汁及追毒散外用敷搽

眉發　此症生于兩眉之間燥爛人之眼目小兒生者立死大人生者十全五六乃少陽經之所主也宜海馬崩毒法以不膿血浸眼兩目光壞宜用清心蓮子飲或羌活敗毒散或相兼而服後須用排膿内補散時常上之可保于吉

耳風毒　此症生于耳門邊乃心腎濕熱上冲而然也有五腫痔耳

穿耳用針破以清涼膏貼之〻以生肌散敷之〻内服清肝流氣飲〻〻定痛降氣飲〻〻

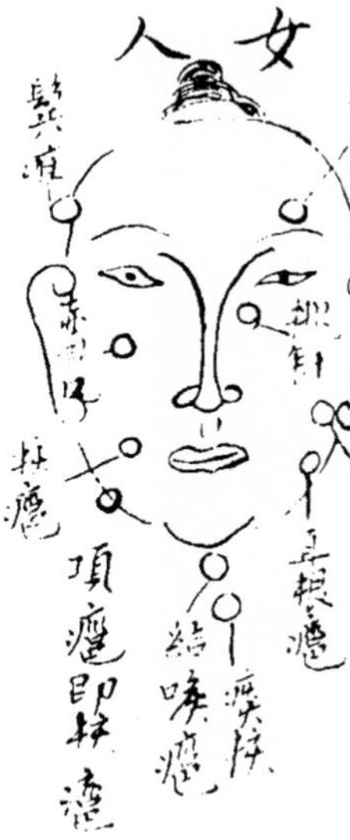

挑針　此症生于兩眼之下皆由肝脾積熱故生此毒始生之時以冷水柏浸頭指背拘百遍紅白泡起處用針破其泡腫自消

耳門癰　此症生于兩耳門之所以肝腎濕熱上攻耳門乃生此毒

宜清肝滋腎飲以治之用萬靈膏藥貼之生肌散敷之初起用神仙袪毒一掃丹以神仙袪毒失笑餅收腫消立愈

耳根癰　此症生于耳根之下牙根之上乃少陽火與腎火旺而然也宜泄二經之火以消熱解毒飲以治初起用神仙袪毒失笑餅收貼之可消更灸夾車肩井各三壯更妙

眉風毒　此症生于二眉之中乃脾肺受濕故熱上冲而聚于眉間也宜敗毒流氣飲以治之外用萬靈膏貼之若破潰上生肌散灸燈火甚效

鬢疽　生于兩鬢髮之中由脾肺心肝熱毒積聚而生也宜清熱解

毒。用敗毒清氣飲，以外用敷藥，膿盡上生肌散自愈々

赤面風　生于正面之上。焮赤浮腫，散者不定。乃心肝血熱，氣壅冲上而然也。初用升麻散毒湯，身後用敗毒流氣湯，以外用一掃涼膈搽之。若積達成大毒，眼閉嘴腫，顴腮凸凹甚可畏也，宜用萬靈膏，徹膿生肌散自愈々

核癰　生于地角之上。心肝積熱。初起赤腫如盤，多著艾灸，可消。外用敷藥，次內服解毒黃連湯，計可愈。不然，遂成漏痔之患矣。若破潰，用萬靈膏、生肌散敷之，愈々

結喉風癰　生于結喉之間，號曰海門第一關，其毒最危。由心肝大

熱痰上肺脾毒氣攻喉用敗毒流氣飲（以上）內托流氣飲以上治之腫起外用萬靈膏貼之膿潰生肌散上之切不可用針刀

詩

結喉忽起紅　海门第一関　調治須當速　如緩即是難

細研桃仁米（去皮尖）　雄黃甲川山　枳殼（酒炒）及玄參（去蘆）　山漆皮牡丹

云

紅花與赤芍（酒炒）　木香草澤蘭（用生甘草澤蘭）（木香水磨）　引用皂角刺

後下大黃煎　半飽溫服

項癰即耳後發　生于項後之下由五臟積熱血膿出于項間氣血積結聚故耳當以敗毒流氣飲（以上）治之後用內托流氣飲以治之始覺用神仙祛毒一掃丹（以上）外敷祛毒失笑餅收內服煎藥可內

消矣後貼靈膏膿血盡上生肌散自愈々

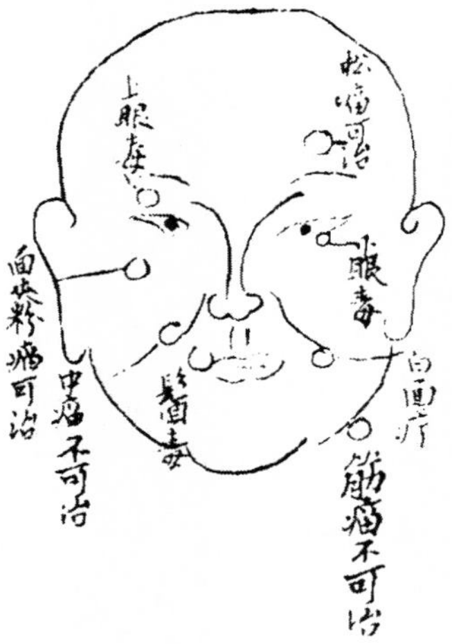

上眼毒　生于眼胞上赤腫痛痒不常不治必成膿々成壞目矣因心肝積熱毒氣上冲壅而成也宜以炒菊花隔紙熨之或炒塩熨之內服清肝流氣飲以清心黃連丸治之即愈

下眼毒　生於下眼胞。赤腫而痛痒不一，亦因心肝積熱上沖而然也。主治之法，與上眼毒方同。

白面疔　生于兩顴之間，正面之上。由手足積冷成瘀生熱，熱氣上沖于面，故生此毒。宜鐵箍散十圍之，後用追毒托裏飲治之。或狗寶丸卅亦妙。

鬚毒　生于口唇，生鬚之處。乃脾胃有熱，毒氣結聚于鬚處。初起用鐵箍十圍之，自消。若煳壞，用生肌散數之。內服清肝流氣飲治之。

瘤症總治方論　諸瘤之症，無痛痒，若楚無寒熱膿血，突然而起，乃人身之滯氣濁血流而積，積而聚，聚而成之。或如杏，如桃，如瓜，如瓠。

其狀不同。而名曰異曰骨瘤曰脂瘤曰膿瘤曰血瘤曰筋瘤曰石瘤。其瘤之中有此物。指其實而名之也。圖形之十二症。以其所生之處而言也。其中所數不過六者之積而已。治法須服流氣飲。以昆布散、以治其內。白玉散、梅花散、龍珠散、點百生肌散。以治其外。內外交功。表裏併治。瘤斯可愈。切不可妄動刀割。恐膿血崩潰。多致夭亡。慎之慎之

治男婦頭風血風

頭風　此症惟婦人最多。由產後敗血過多而傷風。受冷。或月水未来。而受濕感寒。血氣虛弱。犯寒冲頂。致頭髮脫而畏冷怕寒。腦

如香筒。而髓枯血乾。尖天色裹怕風。眩瞳酸痛不止。服人參四物湯、黄芪補中益氣湯、防風勝濕湯，兹更灸風池、巔頂可愈。

紅漏風　此症生瘡後之間濕症不一，膿水常流，蓋由產後得風，宜服溫湯，兹外用濕硝散可愈，或敷靈膏亦可。

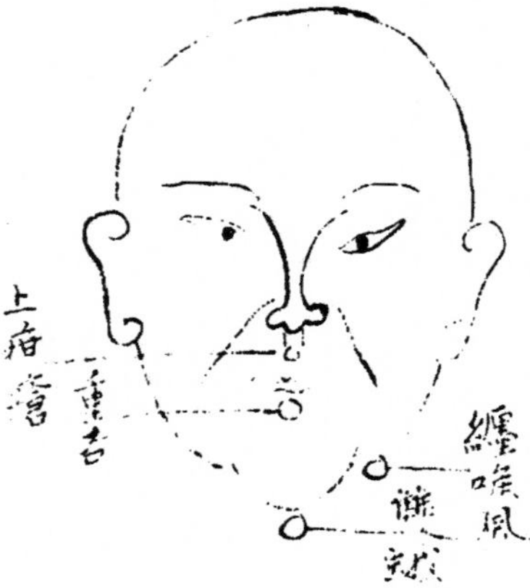

○上痔生于口裡　牙痛肉腐如糟　涎流水滴苦難熬　此是心肝熱燥　黃連切片重研　白礬飛過經調　棗包人言火中燒　共研擦之最妙

○重舌心中積熱　木舌硬大難言　防風荊芥及黃連　玄參升麻不研　白芷羌活同拼　蔓荊鬱金相連　等分和水同煎　食後常時含嚥

○重舌腫起痛如何　膽凡兒茶宗同科　雄黃熊胆青魚胆　針完吹上笑呵呵

雙蛾毒生嗓中苦　湯水難吞氣常吼　青胆雄胆及胆凡　為末吹嗓痛如走

蛾毒方多五個泡　由塵一吐是神方　不然毒入心宮裡

須防頃刻命即亡

纏喉風　此症生于雙喉之下。或左或右而纏左（而纏右）。乃心肝之熱毒上冲兩喉。皆最酷之毒。非有醫十不救一也。凡治此症。須看氣未纏過結喉者。十治五六。纏過結喉者。十治一二。須醫必神者。方如此也。此毒始覺之時。宜灸兩肩井。兩曲池。二三壯。使上分拔其毒。切不可毒頭上灸火。如錯灸。十不救一。此症死裡逃生也。只服羌活拔毒散。解毒升麻湯。外用敷藥收兩拔其毒。可內消而愈。如若外潰。亦是可生之路。既潰之後。方可貼萬靈膏。以長肌散生肉。如毒頭在口。破亦無妨也。以手撥斡出膿血時。以椒茶湯漱口

以解穢氣膿盡平愈

牙皂燒存性各等分 上牛膝火焙 腳麩炒研 滚醋嚥以醋噙口吐出

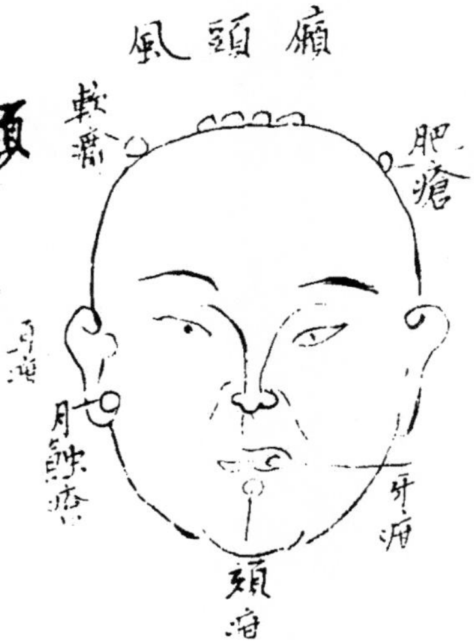

小兒癩頭莫何求 羊糞燒灰 天鵝油 行潦水中去洗淨 拭乾敷

上髮先瘳

小兒肥瘡最多生　糯米花椒要等分　共烘成炭末研細　油調
敷上即安寧
小兒軟癤亦堪憐　酒麯研調雞蛋清　茶湯洗淨敷上藥　不消
二日自然痊
小兒耳底流黃水　濕爛皮肉不能幹　礞硝枯凡并蛤粉　敷來敷
去可保平
月蝕生在耳根邊　指月而生不得全　礞硝樵黃并蛤粉　枯凡
少許可搽安
牙疳生在牙根上　涎流滲濕痛难禁　桶澗枯凡同研爛　松皮

雄黃即是輕

夾腥風在耳根起　雄黃生蒜及黃泥　搥未成餅毒　三朝
之後腫全移

頰瘡水流也角爛　雄黃礞硝并枯礬　乳香海蛤惠青膽　敎君
向散兩頤吹

遊風手上生赤點　痛癢口時亦難言　生姜煙葉湯洗淨　除艾
煎湯病即全

又前

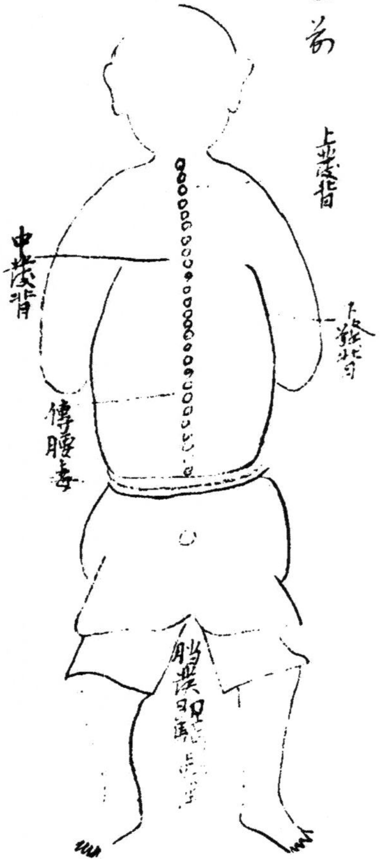

膻疽　用內托追毒散什神効連前敗毒流氣飲服生肌散仁

上發背　生于百勞穴三節之上。由膀肺督脉太陽經之所主也。受在于陶道

身經。主傷手至肺肝心經鬱鬱結聚怒氣傷肝。乃主悲[illegible]。內經曰營氣不足。

逆于內裏。乃生癰腫。但先用敗毒流氣飲。服三劑次用護心托裏

飲以後用流氣飲十八如危症用神效忍冬湯十三外用敷藥出膿盡
用生肌散作此瘡最忌腋氣并孕婦孝子等人見之穢氣不可近
常聞香氣喜淨潔與下發背之症同治初起黃蓍大宜用海馬崩
毒法作次用圍藥法若輕者可減藥

中發背 生背淸中心亦屬督脈太陽經之所主也鬱積熱不泄心志
不遂故血氣積于中心受者神堂靈道之經正心毒也初起用蟾酥丸十四圍
藥之勿使長盛如一醉如失散作鐵箍散十一亦可用之當用人參
敗毒散廿三四劑次用五香連翹湯以六七劑再用排膿內補散
以調治後用生肌散作自然平復切不要向割敷藥訓

下
膂背　生于兩膂中間。亦係膂督脈太陽經之所主也。受督心經。正
五臟之毒也。因肝積熱于脾。又因炙煿酒色過度。是以水枯土耗。
故生此毒。治之當先用補膂地黄丸。二三劑後用敗毒流氣飲
以相兼而服。然後排膿生肌。自得全功。勿勾割以損下元真氣。益
此處脆腸所係。差之毫釐。失之千里。可不慎哉。敷藥用以
膀膂毒　生于兩腰眼穴之處。由膂膀胱之所主也。乃至陰之毒也。夫
人性命。因內損元氣。外感濕熱。亦先用補膂地黄丸。二三四劑。然
後用敗毒流氣飲。以內托流氣飲。以治之。此處近下元。慎勿針。勿
刀割。惟用萬靈膏及敷方。以敷之。其瘡自穿膿水出而自愈。須排

膿定痛萬無一失

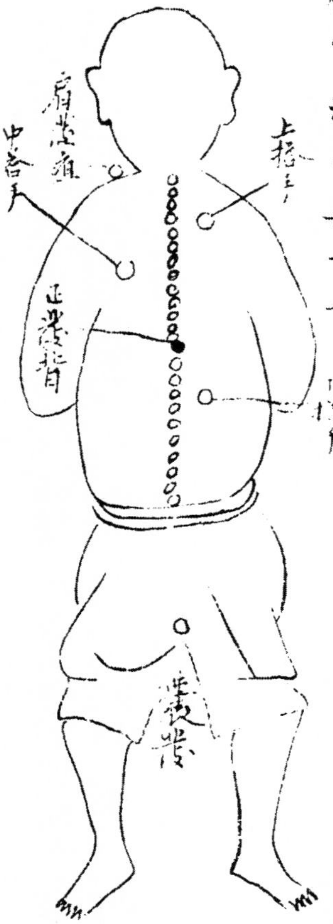

正發背　生于背溝當心不上不下不左不右對心而生比諸痛尤甚與對口症相同乃通身脉絡之所屬也最不宜勾割主治與治背發同方

下搭手　生于腰腿之近半寸之處乃是太陰所屬也其病痛甚殊甚由腎水耗散心火熱熾宜先用益腎制火湯比神仙白芷散收

排膿生肌

上搭手　生于匙（柱）骨之下。去背溝二指之邊。乃手足太陰太陽経之所属也。去肺膈不遠。最忌勿割。由下元枯竭。上焦積熱。宜滋陰降火。三香內托飲加入黄柏連翹知母銀花。定痛消毒散加入黄柏知母梔子銀花大力子連翹天花粉黄芩相連而服。排膿定痛散口生肌自愈。

中搭手　生于背溝中心。離三指遠之間。亦係手足太陰太陽之所属也。離臟腑近。不可用刀針。由腎水不足。心火有餘。鬱熱相蒸。故生此毒。宜先順氣開鬱。清熱追毒。先服三香連翹湯。以後服定痛

清氣飲〻然後排膿自愈

囊發即外腎瘡也　生于陰囊之上。乃厥陰之所屬也。其症亦醫因陰道多飲。濕熱相聚。故生此毒。若不速治。恐潰爛遲（攣）九外懸。可用青荷葉包之。如無以紫荷葉洗淨去毛包之。又無以出單帋包之。用茯苓水煎過油帋再包。內須服敗毒流氣飲〻外搽則可愈

肩發疽　生于兩肩之上。乃肺肝二經受熱。積毒上冲肩井。始生人多不覺。但肩中酸痛。六七日方有形影。不治三五年不得全愈。甚至肩井燥露。而危矣。初覺時以大艾壯灸之。內服海馬崩毒飲〻流氣飲〻　用敷藥則膿盡以生肌散敷之

肩背疽　生于兩肩背上。乃手足三陰三陽之所屬也。由風熱上冲。濕氣積而成毒。或負重内結核。若不速治。經年月日瘥。故只用内托流氣飲之初以清涼膏些數之後用生肌散數之收功

乳根癰　生于兩奶之下。厥陰陽明之所主也。因氣血壅滯。濃氣蘊

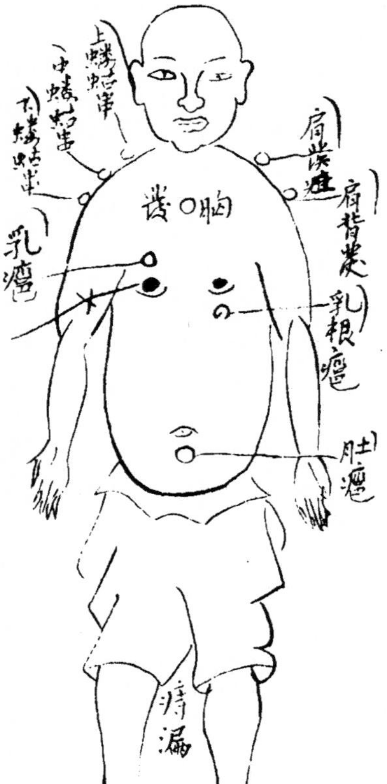

蓄。故生此毒。宜用海馬崩毒以敗毒定痛飲。則外用萬靈膏生肌散方驗。初起時用一粒。恐冬湯以或灸艾可內消。餘俱全同前乳發內吹治之

肚癰　生于小腹之下。近肚臍之側。乃太陰脾經之所司也。初起根脚如盤。寒戰發熱。由脾胃有熱。心肝火盛。初生亦用艾灸。重可受輕。治用海馬崩毒飲以內托流氣飲。以外用敷藥。附以徹盡膿血。然後生肌散。七七數之。可保無危。切勿勾割傷胃

上

螻蛄串　螻蛄串者。虫也。其形如青蛇。身短尾長。善迎風走水。凡患此疾者。不破則已。如破潰不短。其膿水必貫串。上自肩井之上。

下自肘臂之下。貫而串。之而三爲不治之。水潰浸筋骨痛哭矣。此症曰五臟受熱，六腑蓄熱，致外傷皮膚，遂成此毒。宜用加味流氣飲，併加味三香內托飲，曰加味三香定痛飲，曰外用敷藥，以然後徹膿，以萬靈膏、生肌散調理，月餘自愈。

中螻蛄串　生于上蛄之下一寸。由上串而不斷其膿水，故串此毒。只以短毒截腰法。以敷之，用上串三方治之。膿盡用萬靈膏、生肌散收。

下螻蛄串　生于中串之下一寸。由二串而不調湯散，故串此第三毒。服藥外敷，于上二串毒同方。

乳癰發　生于兩乳之上。乃脈陽明經（厥陰陽明）之所司也。有內吹、外吹之別。

惟婦人生此。由二經風熱。壅益(塞)門亡氣血阻滯。遂生此毒。內吹者。由兒貼口中氣着乳而生也。初起多以艾灸。毒必自大而散。外吹由兒喂之時。含着乳睡。口氣呵乳頭而生也。初起亦以艾灸自散。內吹初起以大礶隙之妙。外吹初起揉令乳消。若內吹已成窠穴。產子後自愈。外吹不治。必穿胸透筋而死。治用一醉忍冬湯。以敗毒流飲。收定痛乳香湯。出外用萬靈膏生肌散敷方。又敷之愈。

胸發

生于胸堂上。去結喉三寸。離心窩不遠。乃手足五經交合相關之所。此症最惡。從人死亡。在三四日間。若不速治。骨裂皮開甚是可畏。只先拔毒定痛。勿使長大。萬不救一。拔毒以牛黃雄膽雄黄三味研碎。以香油調泥四圍以絶之。勿使開花定痛。以乳香没藥纏大帋筒。外用毒布片包蘸油點火。于毒上及四圍照之。若痛者立能止，神方也。内服祛毒鎮心飲。一作清熱護心飲以勿以使開花火慎之

痔漏

生于肛门之邉。乃下焦之司也。紅色之多有之。由火氣下流。腸胃畜熱。形症分七種。主治則一。曰腸痔。曰雞冠痔。曰羊乳痔。曰通腸痔。曰翻花痔。曰豚痔。惟翻花通腸難療。餘者易治。諸瘡痔始生。用艾灸隔蒜二三壯。去蒜。貼肉二三壯。可不勞而收功矣。治内痔只涼血解毒。升提而墜氣可愈。治外痔法只用過天絲結斷痔頭。然後用服藥。須用黄連四物湯。故若夫漏病，或因附骨之疽，或

曰痔窟之間而不與于生肌長肉只上内潰膿血淋漓用拔毒膿丸針似以納其穴服上湯丸以解其毒仍貼萬靈膏以徹盡膿血復上生肌散可愈若通腸翻花用内消如上六七方皆可治之

乳癖

生于乳之上厥陰陽明之所屬也初起必摩以小艾灸五七壯其毒是消如成大毒與内外吹及乳發同治蓋癖破而不痛如頑石經三四月只成毒瘡初起艾灸妙

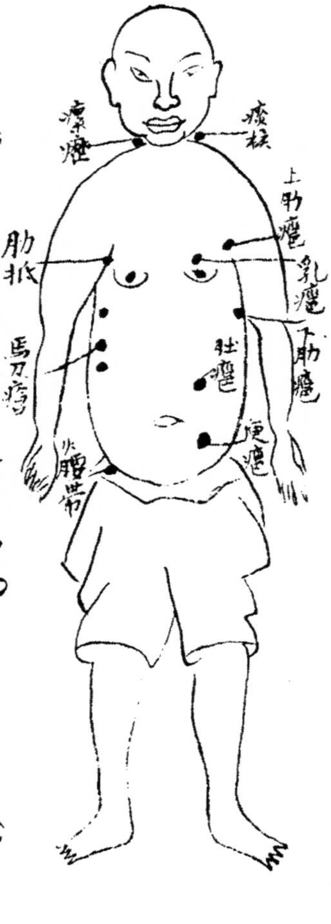

瘰核　生于耳後。亦係少陽々明之所屬也。皆由濕生痰。々生氣。々結而不行。故結聚于耳後。而須清痰和氣。只用開鬱清痰丸。收治之始作。以艾灸核上三壯自消。小兒生起。只須小艾灸三壯。外用萬灵膏貼之自消。

上肋癰　生于兩肋之上。離四寸遠之地。乃肝經風熱蘊而然也。宜清肝流氣飲治之。附外貼万灵膏可以内消。如遲必潰。潰之後万灵膏徹膿血。上生肌散自愈。

下脇癰 生于兩脇之下。肚臍對過。亦肝經濕熱壅之使然。治法同上。調理月餘自愈。神仙羌活定痛飲。附不可服之。

肚癰 生于正肚之側。去臍一掌。乃心肺風熱氣血壅滞。用三香追毒。附清心黄連湯汉治之。潰後用万灵膏貼之。小孔膿水盡上生肌散。方數附

便毒癰 生于小肚之側。乃肝腎二經之所主也。因酒色過度。水不足而火内動。鬱熱不伸。不下流小腹。故壅而成毒也。初起用祛毒失

笑餅以內消，若成則有孔竅，孔內有膿，用万灵膏徹盡膿血，上生肌散，內多服清熱追毒飲，以以清毒自愈，當服滋陰消毒湯許數方，用似方為妙。

瘰癧　生于耳後及項間。又名九子癧、老鼠瘡，其實瘰癧也。多起少陽一經，併陽明經有之。多氣少血故也。蓋曰好淫好色，食味太厚，思慮過勞，內蘊七情，外傷六慾，或傳染，或誤治，種種不同，為害則一。男子見此，潮熱頓生。女子見此，月經不調，漸深莫治，神丹不救。但于初起之時，或生二三個之際，或耳後項下有連珠子，初起大核之上，艾壯灸之。每核各五艾壯，或六七八十餘壯。更于肩井風池肺腧缺盆各灸三壯。真有起死回生之妙也。只服消痰降火之劑。消風敗毒之藥。可不勞而愈矣。每見今之人不行炙灸之法。而聽下攻頻數爛藥。甚至刀割。以取喪危。真莫大之罪也。此症宜服清痰如氣飲。此開鬱清痰丸收清肝流氣飲。比清風和氣飲。收若救化核丹。則更清心養性淡味節食可保全矣。必以萬靈膏生肌散灸後用此貼之清肝清毒是為聖藥既潰之後用此徹膿長肉是為神方但此二方治瘰癧之要藥此症生于富貴之家膏粱之人多費調理以味厚慾深之故也生于貧等藜藿之輩可保無虞以味薄慾淺之故也獲此疾者宜慎之戒之

瘰癧看法

形如豬首，有三尖。推不動。不可治。項下兩邊。交過鎖住喉。不可治。形如黄豆牽引甚多。不可治。形如木長，推不動。不可治。形如梅子大，紅色遍身有。不可治。而項甚熱，口乾頭痛，可治。如形銅錢大。遍發寒熱可治。形如氣塊。推之不見。而又見可治。形如老鼠。有頭無尾。可治。形如豆大。遍身發熱。頭痛身疼可治。形如古頭。遍身熱疼癢可治。蓋瘰癧有風膿血氣四種。風瘰者熱感餘毒。膿瘰者。虛寒在肺。血瘰者。毒盡功心多赤也。氣瘰者。脾胃虛感邪風也。以上諸症。務宜詳審。而後措施耳。

肋抵　生于兩肋之下。乃肝經積熱。血滯不行。氣凝于此。故生此毒。

初起用神仙祛毒一掃丹以敷毒笑餅收可內消若遲則清肝流氣飲以外用敷藥

馬刀瘡　生于缺盆之外自胸而走脇蓋由痰核瘰癧治之而善故耳且患之時潮熱頻作血氣已枯精神已減又兼治之不善膿血大潰腫起尤甚者不成馬刀者乎謂馬者比行之疾謂刀者比踞之利也如此將灸哉強欲救之亦以奪毒飲以內服外頭多以艾灸肩井肺腧胆中二腕風池百勞曲池皆灸三壯方可回生清痰和氣飲以開鬱清痰丸收清肝流氣飲以清風和氣飲收救苦化核湯斟俱可服之苦刀未破核子尚小就自核上灸之甚妙貼藥

靈膏調理一年可得生矣外此求神求來手待斃耳

大腰帶　此症生于腰傍骨下之側近奶五寸之下初起如桃漸漸赤腫因濕熱傷脾肝心伏毒當速用敗毒流氣飲附并短毒截腰法以不然漸生五六寸毒纔腰如索纏縛先赤腫而後破壞其熱交并痛楚難禁甚是危急必用千金救苦飲以拔之後用消腫飲以三治之所用万靈膏徹膿去[illegible]散長肉自愈

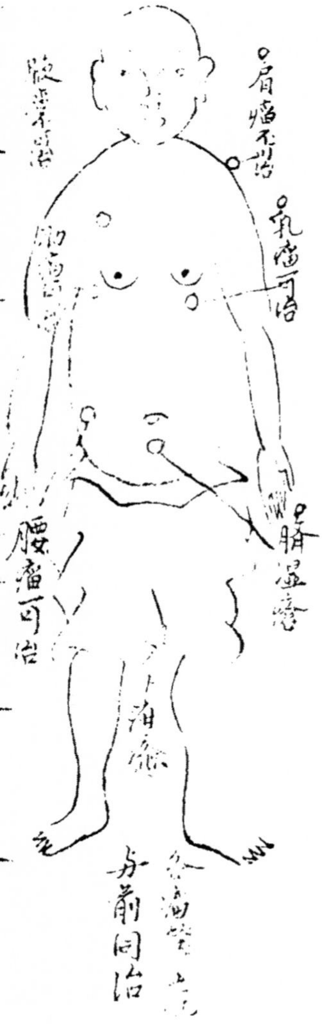

臍濕瘡　臍上生瘡常出水，碌礵九吸末及雄黃蛤粉和合赤石脂乾搽三次是神方

下疳瘡　生于陰頭頸之上。乃濕熱相侵而然也。有貪色而成者。亦有淫婦出精而生者。亦有織婦交合而生者。潰爛痛不可忍。方用椒茶鹽艾蒿桃杏桃葉銀花煎水頻洗。外用兒茶黃柏雄黃石礵硝輕

粉枯凡少許等分研末搽之。內服黃連木通猪苓赤芍楔柳車前芋恐冬草甘草紫蘇厚朴連翹白朮等分水煎空心服下。切忌房事一七可愈

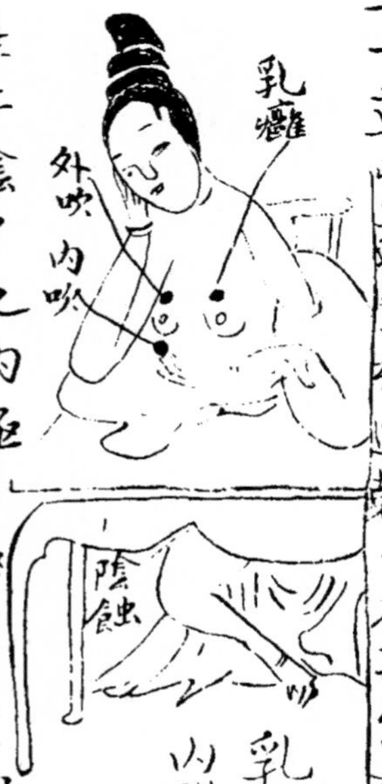

乳癰外吹內吹三症詳乳發
內照治之

婦人陰蝕

生于陰户之內極痒極痛由產後失護。風寒內逼。或因水調攝失宜。濕熱冲生。或產未滿月。而行房事。或經水未住。而肆淫慾。或外惹瘡毒。或內生熱症。宮內虫生。門內瘡作。症雖不一。治法則同。服清熱流氣飲。以川練祛毒湯。外再用雞肝散。外絲瓜散

以手揉之。草麻湯以洗之。艾葉燻之可愈。若此外而求治則愈之難矣。

大麻風

生于遍身。及指節縫處處有之。古謂癩風。受天地間肅殺之氣。較之他症為毒。施治更難。大抵當重于陽明一經。蓋陽明胃與大腸所屬也。人身之主肌膚皮毛。凡治此疾。先觀其形。後服其藥。食肝而眉落。食肺而鼻崩。食胃則聲啞難言。食心則足膝穿處。食腎則耳門啾唧。耳濕生瘡。而肌膚刺痛。食身則皮痒粉坛。皮肉燥裂。而虫行其指。自頭而起者為順。自足膝而起者為逆。風癩原其所由。多是血熱得寒所至。或夏月身勞而操寒泉。或寒天醉甚而臥雪地。或食燒炙以燥其內。或服重綿以熾其外。或染穢毒。或沾風濕。由是濕熱鬱于內而不散。風寒客於外而不行。濕熱相兼。風寒互作。而肌肉為腐。腐則虫生。化生諸虫。傳染臟腑。此則死病。而有可生之路。自非神醫。難於機變。患者輕於將守。罕有脫此者矣。施治之法。必先殺虫泄其濕熱。然後解毒和中。生血涼血。長肉生肌。庶可回生。不然眉脫肉爛。筋斷膿淋而絕矣。始治之法。先以再造散。〻下其穢毒逐虫法。〻水銀膏。〻敷之。仍以換肌散。〻白花蛇丸。〻相兼而服。後用白花蛇酒。〻常服之。可保全矣。寡思絕慾以養心脾。經年安靜可不再發。如不絕慾淡味。死不可免。再不能救矣。

中肩疽　生于肩膊之中近肘後五寸之地乃心肝積熱而成此毒多用托裏散、攻流氣飲、攻治之初用神仙截毒失笑餅攻潰用萬靈膏貼之即效

内肘毒　生于肘後内側手。六經有積熱而生。用木香飲、攻敗毒散四治之初用上清消散收敷之可散若毒脹則以万萬靈膏貼之

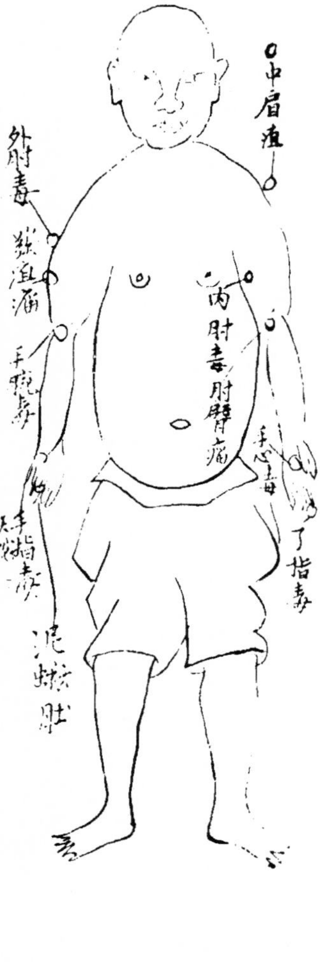

手心毒　生于手掌中心係手厥陰心經之所屬也此症最毒治之不善竟至危亡蓋由心經燥甚血氣妄行肝風舞動毒四肢加以憂鬱時過度而色交併遂使毒流隨脈而傳入手勞宮蓋宮係心之脈絡故毒生為痛一作苦併於心治宜用定痛消毒飲以內托流氣飲以乳香追魂湯此外以萬靈膏徹盡膿水略幹上生肌可護全功不然見筋斷骨而斃矣此症宜泉散以消毒祛膿為要

了指毒　生于指後外了內由濕熱蘊蓄始生覺腫硬于腫上著艾灸之不然桐油猪胆雄黃搽之亦妙若腫起而硬大者用敷毒散再敷之膿潰自愈

外肘毒　生于外肘後。外側手。亦六經伏熱而生。治法同上。若腫大用龍泉粉服數之。未潰可散。已潰自愈。

手腕毒　生于掌後交骨之間。乃心經之毒也。蓋由心生熱。肝臟多熱風。風熱纏盛。血氣熾灼。故生此毒。久而不治。終至不起。當用追痛消毒飲、內托流氣飲、治之。若毒氣快透于腕、此心毒通下骨髓。乃危症。急以三示托裏散收斂之。或乳香返魂湯主之。更貼藥靈膏上生肌散。若痛甚以乳香燻之。庶可回生

手背毒　生于兩手背上筋骨之間。乃手五經之所屬也。由心肝積熱流于手背。遂成此毒。始覺宜用鐵箍散。十後用定痛流氣飲、以

并内托散以此治之外用萬靈膏生肌散收功此症初鴻毛後泰山
最宜慎之敷方用附〻方妙

天蛇頭　生于手中指上由心經積熱邪毒攻指初覺以芋頭末煎
湯洗之五六月間芋頭管搽之妙甚敷法用炮毒瘡藥治之内服
托裏流氣飲107

泥鰍肚　生于中指中節上初起以艾灸之隨後以豬胆調雄黃末
敷之即愈

脚根發

生于足根之上由汗足涉水或遠行傷筋或湿熱流注而生始生之時或以艾壯灸之蓄十餘日自愈不然膿血淋漓經年不愈宜萬靈膏貼之生肌散敷之痒時以椒茶煎湯洗之內服伍味子湯圾敷方用附

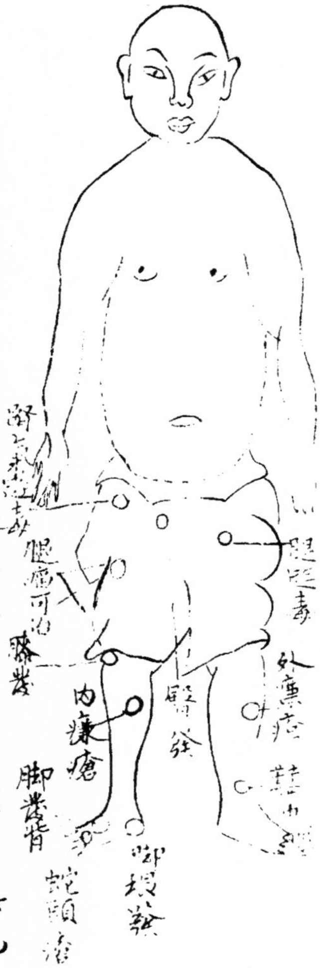

腿遊毒 生于大腿之中前後乃小腸之所係也由氣聚于經絡鬱

氣傷于皮膚毒積體内不得宣泄故生毒始覺以神仙祛毒一掃丹服失笑餅敷可消如遲緩必須服紫蘇流氣飲服頂起而有膿用馬針開之萬靈膏貼之徹盡膿水自安若失調理必成漏腮之患

外臁瘡此症臁骨側生者尤毒神方用點椒雀茶飛塩煎水洗淨拭乾用青布片轉乳香没藥礞硝在内又以蘄艾共藥捲成筒將患浸透點着于瘡上四圍照之如若痛燻至是痒是至痒燻到苦痛方止以雄黄猪胆汁調搽

鞋帶癰 生于脚頸上臁骨之下當太沖而生乃濕氣流於下熱氣積於斯宜服檳榔定痛飲以外貼万靈膏若膿血盡用生肌散自愈

腎氣遊毒　生于大腿胯內側陰頭盡處之地乃■是少陰腎經之所主也男子生此由行房而為風熱所傷女子生此由行經而為風濕所搏始生時宜用神仙祛毒失笑餅以敷之如腫起宜用定痛流氣飲以梹榔降氣丸服外用万灵膏徹盡膿水自愈

臀踣癰　生于臀尖之上上近腰下近腿由濕熱相侵血氣凝鬱毒結而成病形如盤闊一尺上浸其腰下沒其腿此為陰中之陰宜宣熱拔毒兼大補血氣之劑後脾胃滋補根本則血聚而膿作毒出而宣熱宜拔毒羌活湯加宣熱連翹湯劫一大劑服不經年月腫亦好痛亦輕若中年之人氣血虛弱連進補滋之劑或膿血成熟

以長針開之針孔透以沿花根皮撚外以万靈膏貼之內服人參敗毒散此待膿血盡而腫自平矣慎以寒藥敷貼恐血大寒凝聚不行致有數年之困耳

膝發　生于兩膝之上乃少陽經之所屬一名人面瘡有竅穴有口眼甚是可畏由心肝蘊熱下流膝膝故生此毒宜用拔毒流氣飲以排膿生肌散收不然經七八年不愈由此而成跛足甚至喪身其害不可道哉又數方則

內臁瘡　生于兩足臁骨側由濕熱侵骨而生或跌腫破皮浸爛而成神方用點椒細茶飛鹽煎水洗淨用桐油燃燼之又用黃占一

两清油五分　桔凡五分　共入鍋內煎溶將油单紙攤開貼瘡上待膿水盡然後用生肌散敷之其朽肉自溶新肉自生

又方　用海螵硝一两　枯礬五分　共研用椒茶鹽水煎洗敷藥

又方　雄黃豬胆汁桐油黃柏末共調勻搽之

脚背發　生于脚背之上筋骨之間乃足三陰之所屬也比手發於毒由濕熱相傳血滞至陰之間或赤足沾　或撞破薄皮致惹穢氣觸犯而成始覺以鉄箍十　藥外用墜毒流氣飲下子三合木瓜湯圳萬靈膏生肌散徹膿收口自愈

蛇頭瘡　生于足大指上其衆指亦皆生由五臟熱毒所積內蘊邪

熱故外發于六经起指之端宜泄六经之熱毒内服黄連泄毒湯斗外用敷藥不然痛甚徹心初覺以独脚連煎水洗之可消破則不可用耳

脚心癰 生于脚心之中湧泉之穴乃至陰之所司也由伏熱在内火氣不流行濕熱内侵或濕履地毒或被物所戕或被器所傷初起亦宜艾灸内服牛膝湯 外貼万灵膏膿盡上生肌散自然平復不然恐成漏脚牛膝春夏用葉秋冬用根葉汁九遂

腂拐毒　生于腂綠骨之上由濕侵骨風傷皮故生毒或因夾棍所傷跌仆所破經久不愈而成此宜用萬靈膏徹盡膿水之乾用花椒飛鹽細茶煎水洗淨為妙

鶴膝風　生于膝頭上由肝腎積熱之傷于筋或臥座濕地或熱足過水或膝為風濕所傷發毒生于膝的起如拳既久如盤治之消

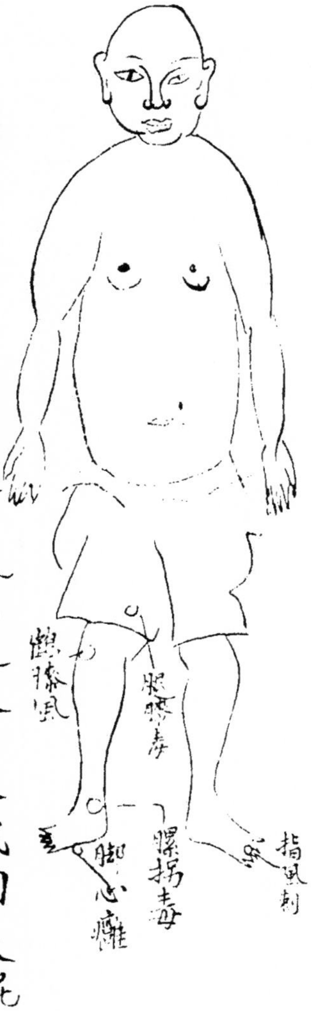

緩遂成漏膝經四五年不愈初起之時或着艾灸或着敷藥收力服木瓜清毒飲以及紫穢流氣飲以又服内托流氣飲以外貼萬靈膏其毒自消不然恐為廢足矣又數方用收

腿膝毒　生于大腿之下側去膝不遠亦由濕熱所傷故血聚成毒醫治鶴膝同數藥亦同速宜調治若緩則成漏腿須有扁鵲亦不能治慎之慎之

指風刺　生于腳指之上因熱侵指痛痒不一積而成毒不治則指腫如槌指爛如瓜膿血淋漓指甲不着用金心鳳尾草外包之可愈

反圖

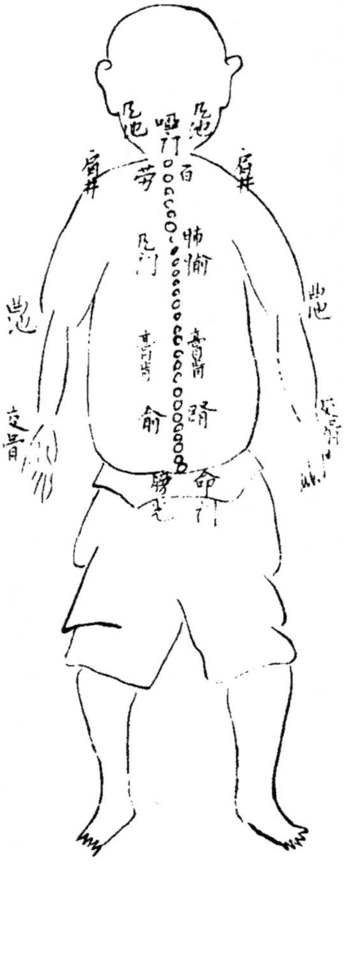

正圖

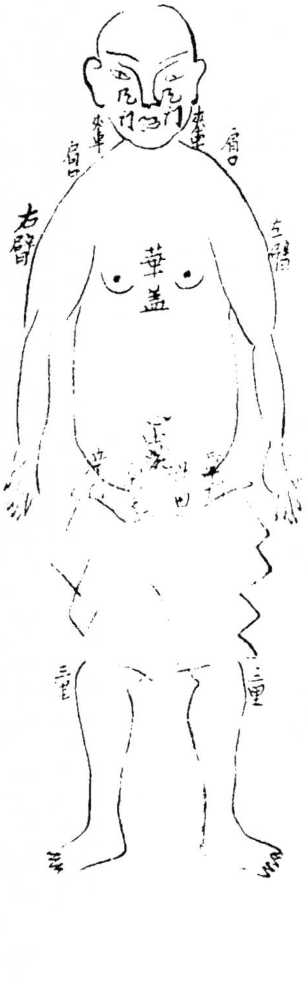

大凡一切痛疼腫毒貼患處穴道或灸艾壮俱按穴而行

右攤右瘓手足麻木貼肩井穴曲池穴

遺精白濁白带血崩貼陰交穴関元穴

哮喘氣急咳嗽貼肺腧穴華蓋穴曲池穴

五劳七傷遍身筋骨疼痛腰脚軟引貼两膏肓穴三里穴

赤白痢疾貼丹田穴

腰痛貼命门穴

寒湿脚氣貼三里穴

足氣貼章门穴

小腸疝氣貼膀胱穴

癱痪貼左臂 女人右臂

偏正腦風貼風門穴

太乙萬靈膏　治外症一切大人小兒癰腫發背七十二樣疔瘡三十六種疔毒併諸般無名腫毒始作貼之腫消毒散既潰貼之膿乾肉生及痰核瘰癧內損骨節外感皮肉手足麻木肚內走痛俱貼之神効

天虫一兩洗　防風五錢　雀茶五錢　大黃一兩　川烏一兩　白蘞一兩

荊芥五錢　班毛百个　蟬脫一兩　黑丑一兩　白芷五錢　草烏一兩

赤芍五錢　桔梗錢　昆布錢　槐枝又根　皂角一兩　元參一兩　菖蒲錢
朴硝錢　羌活一兩　肉桂錢　連翹錢　柳枝七根　青蒿一兩　升麻一兩
獨活一兩　附子錢　南星一兩　黃柏一兩　頭髮一兩要婦人者　漏蘆錢　艾葉一把
花椒錢　甘草一兩　梔子一兩　黃芪錢　巴豆錢　黃連一兩　槐角一兩經過霜者佳
蛇蛻　草麻百粒　過山龍二兩　地骨皮一兩　敗龜板五六斤自死者甲　蛇床子錢
蒲公英二兩　大蜂房　大風子錢　龍胆草二兩　木鱉子一兩
忍冬草二錢　半邊蓮一把如無用旋沸花代之
瓜蔞根錢　川山甲三兩　仙人掌一把如無以脫蓮花代之或血見愁亦
右藥各味切碎，下清油五觔，春浸五日，夏三日，秋三日，冬七日，大

鍋中藥渣以烟盡為度用大紙濾過再入鍋又火熬之用槐枝不
住手攪每油一斤下黄丹密陀僧一兩五錢以滴水成珠為度收
入後末藥
赤石脂一兩 白礬半（煅枯） 白芷一兩 白芨一兩 龍骨一兩 熊胆一錢
白石脂一兩 牛黄三錢 金箔五十張 乳香一兩（箬葉炙去油）蘆磦硝一兩 檳榔半
鷄肉筋一兩 珍珠半 銀箔五十張 麝香半 硃砂一兩 輕粉半
青魚胆（不要用臘月者佳） 琥珀半 三奈一兩 没藥（炙去油）一兩另研 潮腦一兩 血竭半
幹粉参 銀硃一兩 水銀五錢 兒茶八分半 百草霜五錢
龍泉粉一兩 以上各將乳鉢研極細末入前膏藥內攪匀將磁器盛

挻埋土内一七取出任意攤用百病貼患處効不可言也

外科方目

一首　千金内托散　桔梗　白芷　川芎　干葛　羌活
連翹　當歸酒洗　厚朴姜汁炒　黄芪蜜炙　甘草生　官桂去粗皮
防風去芦　柴胡去芦　各等分水煎空心服

二首　千金托裏散　乳香　没藥　甘草　荆芥　羌活
独活　連翹　柴胡去芦　黄芪蜜炙　銀花　草荳蔻
各等分水煎温服治癰疽發背等症宜先服此方

三首　京膈散　荆芥　黄連　薄荷　黄栢　梔子去殼

羌活　黄芩　甘草　桔梗　麦冬　生地
柴胡　連翹去心　各等分水煎空心温服用此宜熱

四 首 敗毒散

人参　甘草　川芎　前胡　只壳用麦冬炒
羌活　独活　連翹　白芍　柴胡　當歸
茯苓　艮花
拔毒各等分水煎空心服

五 內補散

人参　黄芪　當歸　薄荷　厚朴姜製
川芎　防風　桔梗　白芷　連翹　艮花
排膿各等分水煎空心温服

六 鎮驚散 人参 白术 當歸 黄芪 茯神
辰砂 麥冬
治恍惚悲懼 各等分水煎空心温服

七 首 生肌散 兒茶一分 龍骨五分 麝香半分 珍珠一两 白芨一两
蛤粉五分 象皮五分 金箔十張 銀箔十張 赤石脂一分火煅 白石脂一分火煅
海螵硝一分 鷄肉筋十全副 五棓子水煎之乾碾為末
治一切腫毒瘡癰膿水不乾者用此敷之去穢生新
右藥共研極細末先用椒茶煎湯洗淨瘡口拭乾然後敷末藥七日如初

八 羌活勝温湯 羌活 独活 黄栢 蒼术米泔水浸洗 防風
當歸 升麻 連翹 白芍 甘草 黄芪

桔梗　桂枝　白芷　荊芥
鮮流注毒各等分姜三片水煎空心服

又　拔毒飲　雄黄七研　硃砂七研　黄連　羌活
拔疔毒　將後二味煎湯調前二味末服

十　鉄箍散　雄黄末　硃砂末　牛黄末　麝香末
各等分研末和勻磨金墨調敷四圍々疔甚妙

又方　去牛黄加熊胆如發背疔瘡初起可用

十一　敗毒雄黄散　人參　羌活　黄芪　甘草　連翹
黄連　雄黄　硃砂　紫胡　黄栢酒洗　蓮肉

治疔各等分加灯心一丸水煎空心温服

卅首 千金救裏散

羌活 独活 人參 艮花 柴胡

黃芪 白术 肉桂 杏仁 甘艸 桔梗

黃連 白芍 荊芥 白芷 連翹去心

治諸毒入腹各等分加薑三片紅棗三枚水煎温服

卅一首 立馬回生散

人參 雄黃 硃砂 白芍 黃芪

荊芥 連翹 桂枝 桔梗 白芷 川芎

防風 艮花 菉荳粉

治毒入腹各等分加薑三片棗水煎空心温服

以 神仙消毒散　黄蠟一兩　白礬朱研

共搗成丸每日服五十丸能止諸癰瘡腫惡毒皆可用之

18 治鼻血不止　大黄末　肉桂分　甘草分

凡遇病腫毒者若添外症候則按症加藥如

有嘔吐則入嘔吐之藥于内服之餘症做此

儿 腦 神仙白芨散　白芨　藁本　升麻　黄連　連翹

胆草　忍冬藤

治腦疽各等分水煎空心温服

丨二 神仙一醉如失散　忍冬花二兩　蒲公英二兩

以好酒煮熟盡量飲之外以大葱一根將蜜滿

灌炭火煨熟取起壓碗以被蓋出汗遍身而愈

如失散治上中下三搭手三發背及乳癰對口
汗 人參敗毒散 柴胡 羌活 桔梗 甘草 人參
川芎 前胡 独活 茯苓 只殼
治中發背各等分水煎空心温服
攻 排膿内補散 人參 當歸 川芎 薄桂
黄芪 防風 厚朴 桔梗 甘草生 白芷
治癰發潰後服各等分水煎服
平 内托追毒散 人參 黄芪 川芎 桔梗 當歸
白芷 芍藥 防風 檳榔 木香 甘草

厚朴　只殼炒　皂角刺

治腸發騎馬癰各等分水煎空心服

廿一　神効車前散　膽草　木通　豬苓　甘草　赤芍

檳榔　防風　蘇葉　車前子　忍冬草

治腸癰各等分水煎服

廿二　皆生肌散　沒藥末炙　血竭末炙　雄黃研五分　磦硝水煮晒干又水煮七次晒干去殼淨一兩

片腦研三厘另研　射香研五厘另研　乳香末炙　箭頭砂五分　輕粉篩去浮面一層不用淨

治腸癰各味共研極細末用蜜紗篩過再加入片腦麝香末和

自敷患處

作　神仙蒌豈散　瓜蔞　乳香　升麻　没藥　胆草泛洗炒

蒌豈粉　蒲公英泛炒　荊芥穗　忍冬草泛洗炒

治對口各等分水煎空心温服

收　神方白芷散　白芷　黄栢　連翹　乳香　没藥

柴胡　羌活　升麻　忍冬草

治下搭手各等分水煎空心温服

收　羌活敗毒散　羌活　人参　黄芪　連翹　乾葛

升麻　独活　川芎　白芷　丹皮泛洗

地骨皮　忍冬草泛洗　治眉發食後服

壮 追毒散

人参　黄芪　白芷　羌活　連翹去

升麻　荊芥　黄連　當歸　防風

艮花　治頭風瘡　水煎食後服

怯 内托散

羌活　升麻　人参　黄芪　當歸

川芎　烏藥　甘草　白芷　防風

官桂　厚朴　木香　連翹　艮花酒炒

各等分水煎食遠服

怯 神仙白芥子散

桂皮　羌活　黄連　白芥子

金艮花　天花粉酒炒

治手發背 各等分水煎食遠服

收　上清消散　雄黃　大黃　白芨　龍泉粉（即磨刀石上粉）　黃芩

黃連　治內肘毒各等分為末用蛋清調敷毒上

三十　數毒散　雄黃　礞硝　乳香　龍泉粉　大黃

治了指毒各等分為末用雞蛋清調敷毒上

叶　人參敗毒散　人參　桔梗　甘草　川芎　只殼

前胡　羌活　黃芪　白茯苓　山查　當歸

柴胡　白朮　獨活　木香　瓜蔞　連翹

忍冬草　大力子　川牛膝

忄二　龍泉散　治毁門癰各等分水煎空心服

磦硝　熊胆　白芨粉　龍泉粉　赤石脂　麝香

治手心毒共為末楮樹汁調油紙貼每日换三次

忄三　龍泉粉散　龍泉粉　白芨

治外附毒各等分為末水調敷患處

叹　三香托裏散　乳香　人參　黃芪　艮花　甘草

紫蘇　木瓜　元參　花粉　桂枝　乾葛

白芍　烏藥　當歸　桔梗　防風　升麻

八角刺　治手腕毒姜三棗三各等分水煎食遠服

〣〥 乳香散

乳香　川烏　艾葉　白芷　没藥

雄黃　草烏　桃葉　射香　蓖麻葉

青蒿葉　何首烏　蒲公英　艮花　木鱉子

亦治手腕毒共搥成團用瓦盆燒烟燻毒處或煎水洗

〣〦 昆布散

昆布洗淡浸　海粉　白芷　青黛飛過　海石飛過　海藻洗淡浸

治瘤毒　以上共為末或掌上嚥之或煉蜜為丸如杏核大小食後用一丸噙化淡吞之

〣〧 白玉散

糯米　百粒　石灰一塊如[illegible]大

治瘤毒二樣研末用澗水和入硇砂末澄一夜點瘤上

川三 梅花散 血結 黃丹 冰片 寒水石

右治瘤症各為細末搽瘤上

收 磦硝散 血結 兒茶 枯礬 赤石脂 磦硝

治血風瘡共為末敷瘡上

甲 雞肝散 新取雞肝 以無荑 硫黃 朝腦 蛇床子

點椒 枯礬 磦硝 雄黃 黃連

治陰蝕各等分為末搽搽雞肝上代痒之時乘痒入戶

乂 絲瓜散 蛇床 無荑 硫黃 絲瓜用瓜一條刮去青皮 點椒

朝腦 枯礬

治陰蝕各味等分為末揉搽瓜上照前治之

又 再造散 鬱金末 大黄二兩 白芷 角刺一兩

治麻風共為末每服五錢好酒調匀向東而服虫盡而止

又 換肌散

天麻 荊芥 蔓荊子 益母草 當歸

苦參 紫葳 木別子 細辛 木賊

甘草 靈仙 白芷 麥冬 菖蒲

白花蛇酒浸洗淨焙乾 胡麻子 何首烏 黑花蛇照製

菊花 沙參 蒺藜 川芎頭 赤芍

蒼朮 不灰木

一治麻風其[illegible]服用[illegible]心服之盡量飲

〤〤

吹喉散

熊胆　雄黃　乳香　青魚胆　麝香　木香

硃砂　硼砂　[illegible]

治纏喉風等分爲細末吹入喉內勿嚥輕輕嚥下

〤〥

補肺阿膠散

阿膠一錢　白芨　黃芪　甘草　貝母

桔梗　陳皮　黃芩　米仁　天花粉

治肺壅水煎食後服

〤〦

金鳳子散

乳香　胆草　雄黃　蘇葉　忍冬

地骨皮　車前子　金鳳草此無子亦可用

治指風刺等分用好泥搗成泥雞油紙上包敷患處

乂上

又方 白芨 雄黃 硼硝 丹皮 石榴皮
桃樹皮 龍泉粉
等分研末好泥調敷毒上 膿血盡上生肌散

人上 首

乳香湯 乳香 沒藥 荊芥 歸尾 白芷
羌活 黃柏 赤芍 雀茶 連翹
川芎 銀花 防風 黃芪蜜炙
水煎服治定膿後服

收 首

小柴胡湯 柴胡 甘草 人參 半夏泡浸七次炒乾 黃芩

治寒熱交争姜枣引空心服

升首 大柴胡湯 黄芩 只壳炒 赤芍 大黄二分煎將好再入此一味

半夏末甘水洗 治大便秘結姜枣引空心服

升首 黄芪六一 黄芪万蜜炙 甘草六分 天花粉不拘多少

煎服此解穢治世瀉大渴尤妙

升首 連翹三香湯 白芍 防風 生地 乳香 連召

柴胡 白芷 当歸 升麻 木香 雄黄

銀花 此解穢姜引水煎空心服

升首 人参養胃湯 白术 陳皮 厚朴 藿香 山查

神曲　茯苓　甘草　麥芽

治嘔吐水煎食後服

秋首

白芍甘草湯　羌活　白芍煨　甘草半生半熟

治肚痛姜棗引水煎空心服

冬首

麥冬清香湯　麥冬　黃連酒炒　柯子去皮　梔子去殼炒　米仁炒熟

治聲啞加竹葉廿片水煎服

紅首

黃連清熱湯　黃連　梔子　麥冬

清熱竹葉引空心溫服

紅首

益炁清身湯　人參　白朮　黃芪蜜炙　米仁　智仁

大連子　用此清漿水煎空心服

於首　人參黃芪湯

人參　當歸　黃芪（蜜炙）　連翹　白朮

治虛弱水煎空心服後即食鷄蛋二枚呷之

攷首　清肌快膚湯

荊芥　苡仁　生地（洗淨）　麥冬（去心）　乳香

羌活　連翹　沒藥　銀花（洗淨）　當歸（洗淨）　白芷

黃栢

治痛甚竹葉引水煎空心服

卄首　真人養臟湯

訶子　肉蔻　木香　乾姜　人參

罌殼　當歸　白朮　芍藥　肉桂

上一首

木香順氣湯　治瀉不止水煎空心服

紫蘇　陳皮　白芍　厚朴姜汁炒　木香

甘草　枳殼　青皮麥面炒　白芷　藿香　貝母

連召　赤芍　花粉　腹皮水煎六次

上二首

黃芪固真湯　治喘咳嗽水煎空心服

人參　甘草　白朮　牡蠣炒　防風

連召　黃芪　治自汗虛汗姜棗引空心服

上三首

神效忍冬湯

膽草　藁本　羌活　柴胡　川芎

荊芥　忍冬草　白芷　防風　黃芪蜜炙　黃連酒洗

以　[illegible]　[illegible]

甘草　治上發背水煎服若潰後加人参

五香連翹湯　木香　乳香　羌活　連召　木通

升麻　沉香　藿香　獨活　香附　桑寄生

治中發背水煎服

補髓地黃湯　熟地　牛膝　山茱　茯苓　丹皮

茱萸　澤瀉　鹿茸　治下發背水煎服

三香連翹湯　木香　香附炒酒　当歸炒酒　車前子　羌活

銀花　白芍　乳香　連翹去心　黍粘子

治中搭手水煎空心服

廿二

益脾制火湯　白芍　黄連　川芎　黄柏盐水炒　生地
甘草　當歸　黄芪　人参　連翹　白朮
肉桂去皮　知母炒粱
治下搭手水煎空心服

廿三

連翹泄毒湯　羌活　麦冬　白芷　連翹去心　青黛
五味子　桂枝　甘草　防風　黄柏酒炒　薄荷
紫蘇　木香　治蛇頭瘡水煎食遠服

廿四

柴胡升麻湯　藁本　升麻　防風　赤芍　麦冬
又方用猪胆加入雄黄末少許筒於指上

羌活　乾葛　黄連　生地　當歸　蒲公英炒俱

治鬢發水煎食遠服

廿　升麻解毒湯　甘草　白芷　白芍　乾葛　羌活

川芎　升麻　防風　人參

治順發水煎空心服

廿一　一醉忍冬湯　忍冬草三両　蒲公英三両

治乳發好酒盡量飲再煎二次飲之睡醒病覺減矣

廿二　定痛乳香湯　人參　黄芪　烏藥　赤芍　連翹

乳香　川芎　甘草　白芍　香附　當歸

訓

三香木瓜湯

茯苓　金艮花　治乳發水煎食遠服

防己　乳香　木瓜　黄連　檳榔

木香　丹皮　沉香　艮花　骨皮

治脚發水煎空心服

議

五味子湯

大力子　五味子　防風　川牛膝　赤芍

檳榔　治脚背發水煎空心服

詔

升麻敗毒湯

白芷　藁本　川芎　當歸　白芍

連翹　桔梗　防風　升麻　艮花

水煎服

廿一 羌活勝濕湯

黄栢炒酒　羌活炒酒　當歸洗酒　連翹拌酒　細辛拌酒

白芷拌酒　独活　蒼术米泔浸洗　黄連炒酒　大力子

治疔癰水煎空心服

廿二 黄連四物湯

黄連八分　黄芩六分　川芎木　当歸木酒洗

治痔瘡水煎空心服

廿三 凉血地黄湯

丹皮　槐花　梔子　黄連　生地

赤芍　只壳　红花　連翹　黄栢

治痔瘡水煎空心服

廿四 解毒葛根湯

葛根　梔子　槐花　地榆　甘草

升麻　黃栢　只殻　梹榔　羌活　赤芍

治痔水煎空心服

計　解毒黃連湯　羌活　黃連　黃芩　連翹　升麻

桔梗　甘草　黃栢　梔子

治核癰水煎食遠服

訂　升麻散毒湯　乾葛　甘草　連翹　羌活　升麻

白芷　芍藥　桂皮　當歸　桔梗　荆芥

治赤面風水煎食遠服同一掃涼藥俱治此症

試．救苦化核湯　人參　當歸　白芍　防風　甘草

丹皮　黄芪　元參　柴胡　昆布　桔梗

連翹　生地　羌活　三稜　升麻

治瘰癧水煎食遠仰面而服之後仰面一時

訓

宣熱連翹湯

黄連　梔子　赤芍　甘草　人參

花粉　大力子　黄芪　白朮　鬱金　當歸

連翹　黄芩　艮花　柴胡　厚朴　香附

茯苓　生地　紫蘇　只殼　川芎　地骨皮

治臂癰水煎空心服

訍

清心連翹湯

麥冬　香附　桔梗　連翹　黄連

川芎　羌活　連肉　白芷　黄柏　只殼

當歸　紫蘇　忍冬少

治肚癟水煎空心服

詩　滋陰消毒湯　當歸　黄芪　知母　柴胡　青皮

連翹　黄連　梔子　前胡　人參　黄栢

乾葛　只殼　金花　陈皮　生地　甘草

白芍　地骨皮　五味子

治肚便水煎食遠服

訖　乳香返魂湯　乾葛　赤芍　白芷　乳香　雄黄

當歸　木香　茴香　荷首烏　木通　没藥

甘草　只殼　黃芪　忍冬花
治手心毒水煎姜枣引食後服

廿一　人參四物湯
人參　熟地　川芎　白芷　細辛
紅花　當歸　白芍　甘草　白术　升麻
治頭風姜枣引食遠服

廿二　黃芪補虛湯
黃芪　人參　熟地　紅花　白芷
菊花　茯苓　蒼术　藁本　桔梗　白术
防風　甘草　羌活　黃芩　川芎　荊芥
治頭風姜枣引食遠服

鼓

防風勝溫湯

防风 黄柏 乾葛 細辛 甘草

白芍 石羔 紅花 蒼朮 升麻 白芷

白朮 川芎 人參 當歸 肉桂 羌活

黄芪 熟地 桔梗

治頭風 姜棗引食遠服 或做丸亦可

外

川楝祛毒湯

紫蘇 黄柏 當歸 紅花 木通

羌活 地骨皮 白芨 葵花 川楝子 蛇床子

車前子 大腹皮 天花粉 五茄皮

治陰蝕 水煎空心服

文一

萆麻湯　白芨　防风　柏葉　桃葉　升麻

萆麻葉　白芷　麝香　槐葉　柳葉

治陰蝕研末瓦盛點着入馬桶内人坐其上勿令過于外烟氣燻一時

文工

拔毒羌活湯　羌活　黃芪　白芍　肉桂　葛根

連翹　獨活　黃連　白芷　升麻　桔梗

當歸　玄參　紫蘇　荊芥　金銀花

治喉風姜棗引食後服

文川

解毒升麻湯　只殼　連翹　羌活　防風　升麻

前胡　人參　白芍　黃芪　川芎　柴胡

元参 白芷 蔓荊子 黄連 桂枝 桔梗
甘草 金銀花 當歸 荊芥 乾葛 紫蘇
治喉風姜枣引食遠服

双 好

清陽升補湯
升麻下 白芨半 白芍二 川芎半 米仁二下
治腦癰水煎食遠服

神仙菉荳湯
桔梗 羌活 荊芥 乳香 没药
甘草 独活 連翹 赤芍 厚朴 菉荳粉
金銀花
解毒定痛水煎空心服

又 妙劑飲

黄芪　桔梗　連翹　陈皮　人参
當歸　白术　艮花　防風　貝母
白芷　乳香　没药　角刺　甘草

治久不出膿水煎不拘時温服

又首 千金消毒飲

甘草　柴胡　黄芩　連翹　川芎
只壳　前胡　黄連　銀花　白芷　人参
肉桂　黄芪　茯苓　防風

治挾傷寒流注毒姜枣引空心服

又 神仙拔毒一醉忍冬湯

雄黄末　乳香末　没药末

治男婦一切癰疽腫毒　忍冬草　蒲公英

葱七根以好酒一壺煮葉十餘沸再入白蜜四兩再煮三四沸去渣盡量飲醉以大蒜頭壓酒飲罷取汗效不可言方切忌服此

效　腦

拔毒流氣飲

桔梗　防風　人參　只壳麦麸炒　獨活

甘草　柴胡　白芍　羌活　紫蘇葉

治腦發水煎食後服

一百　腦

內托流氣飲

人參　木香　甘草　黃芪　桔梗

檳榔　烏藥　當歸　白芷　川芎　厚朴薑炒

只壳麦麸炒　防風　芦　官桂　紫蘇葉

治腦發水煎空心服

101 疖

清肝流熱飲　茯苓　石羔　只壳　甘草　羌活

桔梗　白芷　川芎　柴胡　防風　荊芥

赤芍　治疖腮水煎空心服

102 疖

托裏流熱飲　人参　當歸　赤芍　防風　木香

黄芪　川芎　甘草　官桂　厚朴薑汁炒　烏藥去皮

治疖腮姜枣引食後服

103 腮

敗毒流氣飲　白芍　白芷　柴胡　桔梗　川芎

人参　甘草　羌活　防風　只壳麦麸炒

治上發背姜枣引食遠服

10〤背

護心托裡飲

連翹　桔梗　乾葛　黃連炒[illegible]　羌活

白芷　升麻　防風　連米

治上發背毒引空心服

10〥背

流氣飲

黃連　柴胡　木香　當歸　川芎

烏藥　連翹　羌活　紫蘇　陳皮

生地　甘草　檳榔　官桂

治上發背水煎空心服

10〦

內托流氣飲

白芷　甘草　桔梗　桂心　省　生地

黃芪　防風　人參　木香　烏藥　川芎

赤芍　赤苓　只壳　連翹　艮花

治下發背旁東引不時飲

回生　敗毒流氣飲　紫蘇　白芷　只壳　紫胡　川芎

羌活　烏药　白芍　連翹　桔梗　防風

甘草　當歸　陳皮　艮花　白术

回生　敗毒流氣飲　治下發背水煎空心服

只壳　防風　川芎　白芷　人参

桔梗　甘草　紫胡　羌活　白芍　紫蘇

連翹　艮花

治腦發騎馬發共引空心服

103.对

三香流內托飲

木香　紫蘇　官桂　白芷

人參　黃芪　藿香　桔梗　烏藥　川芎

甘草　厚朴　乳香　只殼　當歸　防風

治對口水煎空心若入升麻根服之尤妙

同上10

定痛消毒飲

白芷　柴胡　羗活　半夏清油炒黄　人參

川芎　茯苓　甘草　厚朴　干葛　當歸

蒼朮　只殼　防風　升麻　連翹　川楝子

艮花

治對口水煎空心服

一 定痛清氣飲　木香　白芷　没藥　人參　生地
乳香　白术酒炒　黄芪　當歸　桔梗　川芎
連翹去　羌活　麦冬去　良姜　角刺
治中搭手水煎食遠服

二 敗毒流氣飲　白术　猪苓　青皮　柴胡　香附
赤芍　紫蘇　茯苓　澤瀉　防風　羌活
川芎　甘草　麥冬
治囊發水煎空心服

三 托裡流氣飲　人參　當歸　芍藥　白芷　木香

黄芪　川芎　防风　厚朴　連翹　官桂去皮

治天蛇頭煎服

〡〤　拔毒流氣飲

防風　蘇葉　檳榔　黄柏炒焦　何首烏　木瓜

白朮　麥冬　甘草　黄連　木香　大腹皮

金銀花　前胡　赤芍　川芎醋炒　川貝母　大力子

牛膝酒炒　治膝發水煎空心服

〡〥　清心蓮子飲

人參　黄芩　茯苓　黄芪　甘草

蓮子　麥冬　車前子　地骨皮　治眉發水煎服

〡〦　清肝流氣飲

前胡　黄芪　羌活　防風　只殼

桔梗　柴胡　甘草　赤芍　荊芥　川芎
白芷　升麻　連翹　治耳風毒水煎服

卜二　定痛降氣飲
升麻　柴胡　甘草　川芎　当归
紫蘇　陳皮　前胡　半夏　白芍　厚朴
防風　羌活但用酒炒　治耳風毒葱引食遠服

卜三　內托流氣飲
羌活　人参　赤芍　防風去芦　黄芪
生地　白芷　元参　忍冬草　甘草　黄連
桔梗　連翹　治肩發背水煎服

卜文　敗毒流氣飲
連翹　羌活　枳壳　防風　紫蘇

桔梗　川芎　升麻　金銀花　甘草　柴胡
白芷　當歸　皂角刺　黃芪　治乳發水煎食遠服

乙百二十　祛毒鎮心飲　黃連　連翹　生地　辰砂　麥冬
青木香　茯苓　蓮子　當归　乳香　猪心一副
忍冬藤　治胸發姜引水四碗煎空心服

〡〢〡　清熱護心湯　升麻　黃連　乳香　當歸　川芎
黃芪　蓮肉　硃砂　乾葛　桔梗　柴胡
麥冬　治胷發姜引空心服

〡〢〣　定痛流氣飲　人參　黃芪　當歸　川芎　甘草

烏藥　只殼　乳香　防風　茯苓　羌活
芍藥　連翹　白芷　治手背發　水煎食遠服

⻖川　木香流氣飲
木香　紫蘇　半夏　黃連　猪苓
荊芥　木通　蒼朮　茯苓　黃栢　連翹
澤瀉　扁蓄　川山甲　治便發燈心引空心服

⻖以　梹榔定痛飲
梹榔　木通　連翹　黃栢　牛膝
猪苓　通草　地黃　忍冬花　甘草節
治便發燈心引空心服

⻖子　墜毒流氣飲
沉香　牛膝　胆草　銀花　木瓜

木香　檳榔　生地

治脚背發水煎空心服

追毒飲

白芷　羌活　雄黃　沒藥　防風

川芎　升麻　黃連　乳香　甘草

柴胡　桔梗　治赤面疔水煎食遠服

乳香　白芷　牛黃　硃砂　血結

兒茶　木香　白礬　雄黃　沒藥

甘草

崩毒飲

治疔毒姜引食遠服內加大黃穿山甲日服七次即海馬崩毒飲

[illegible]

海馬崩毒飲　大黃　白芷　木香　硃砂　沒藥
連翹　雄黃　白礬　穿山甲　乳香

[illegible]

流氣飲　治肩疽水煎食遠服
桔梗　烏藥　川芎　赤芍　木香
紫蘇　柴胡　艮苓　白芷　青皮　地骨皮

[illegible]

加味流氣飲　治肩疽水煎食遠服
升麻　只殼　芍藥　木香　甘草
乾葛　紫蘇　烏藥　桔梗　白芷
川芎　防風　厚朴　銀苓　羌活

治上螺蛄串水煎空心服

〔三〕加味三香內托飲

人參　川芎　甘草　桔梗　乳香
茴香　黃芪　當歸　芍藥　防風　木香
連翹

治上螺蛄串水煎食遠服

〔三丨〕加味三香定痛飲

川芎　甘草　香附　乳香　黃芪
白芷　羌活　赤芍　桔梗　木香　黃連
茯苓　獨活　防風　當歸　人參

治中螺蛄串水煎食遠服

〔三川〕敗毒定痛飲

羌活　白芷　升麻　防風　荊芥

獨活　白芍　乾葛　連翹　黃芪　銀花
蒲公英　治下螻蛄串水煎食遠服

腿

內托流氣飲
人參　木香　紫蘇　白朮　黃連
芍藥　甘草　桔梗　檳榔　白芷　黃芪
川芎　厚朴　枳殼　肉桂　當歸　防風
乾葛　柴胡　良薑　黍粘子
治肚癰水煎不拘時服

肚

定痛流氣飲
木香　桔梗　厚朴　檳榔　木瓜
紫蘇　枳殼　連翹　大腹皮淨洗　香附　防風

金銀花 治腎氣毒水煎空心服

臣 敗毒流氣飲

羌活 白芍 黄芩 升麻 桔梗

當歸 獨活 白芷 黄連 紫胡 紫蘇

川芎 防風 治肩發水煎食後服

臣 清肝滋腎飲

柴胡 黄柏 羌活 白芷 桔梗

升麻 青皮 黄芪 獨活 荊芥 地骨皮

治耳門癰水煎食後服

臣 消熱解毒飲

前胡 升麻 元參 黄連 石羔

生地 紫胡 防風 桔梗 白芷 川芎

黃栢　羌活　治耳根癰水煎食後服

丨殳　托裏流氣飲　羌活　白芷　桔梗　黃連　肉桂

柴胡　黃芩　治中肩疽水煎食後服

丨又　敗毒流氣飲　紫蘇　當歸　黃芪　羌活　荊芥

防風　川芎　人參　黃連　独活　甘草

桔梗　白芷　連翹

治火腰帶水煎食後服

丨乂一　短毒截腰法　白芨三兩　雄黃一兩

研細末用鷄蛋清調敷五六日斯不流甚妙　又方

多年鉄鏥以醋磨搽之又京墨亦可用

〤〢 千金救苦飲

羌活　芍藥　黃連　乳香　蒼朮

連翹　桔梗　沒藥　白芷　木香　升麻

治火腰帶水煎食後服

〤〣 消腫飲

石榴根皮　棠梨根皮　甜菜根皮　桑根皮

治火腰帶俱洗淨水煎服

〤〤 敗毒消氣飲

白芷　前胡　甘草　升麻　紫蘇

只殼　白芍　柴胡　羌活　川芎　桔梗

當歸　連翹　乾葛　治鬢疽水煎食後服

〤〩 一掃涼

熊胆 乳香 牛黃 兒茶 冰片

雄黃 治鬃疽 共研為末用菊湯時井花水煎與淡調敷 未服再將鵝毛挑搽腫處卯消負神方

〤〥 敗毒流氣飲

人参 甘草 白芷 只殼 防风

柴胡 黃芪 紫蘇 良姜 白芍 官桂

烏藥 川芎 厚朴 桔梗 檳榔 當歸

連翹 治頂癰水煎食後服

〤〧 清痰和氣飲

陳皮 甘草 荊芥 川芎 黃芩

防風 半夏 元参 白芷 昆布 当归

茯苓 桔梗 紫蘇 黃栢 木香 花粉

升麻去黑皮 治瘰癧米煎食後服仰卧

卯

清肝流氣飲

防風 桔梗 甘草 前胡 羗活

紫蘇 萊服子 只殼 厚朴 當歸

治瘰癧米煎不拘時服

辰

清風和氣飲

紫蘇 只殼 厚朴 香附 茯苓

烏藥 羗活 赤芍 桔梗 甘草 青皮

半夏 柴胡 治瘰癧姜棗引食後服

巳

崩毒飲

茯苓 青皮 黃芪 當歸 柴胡

生地 白术 大力子 陳皮 黃連

16一

昆布　桔梗　川芎　瓜蔞梗　人參
黄柏　乳香　没藥　雄黄　羌活
麦冬　乾葛　升麻　硃砂
治馬刀瘡水煎食後服

神仙羌活定痛飲
乳香　升麻　柴胡　白芷
羌活　人參　紫蘇　防風　白朮
獨活　元參　没藥　桔梗　連翹
麦冬　黄芪　甘草　忍冬草　金銀花
治上肋癰姜棗引食後服

附二

紫蘇流氣飲 甘草 檳榔 只殼 紫蘇 厚朴
香附 木瓜 川芎 烏藥 牛膝 地骨皮
金銀花 大腹皮 治腿遊毒水煎食後服

附三

敗毒羌活飲 連翹 桔梗 紫蘇 羌活 白芷
前胡 乳香 只殼 独活 白芍 柴胡
木香 丹皮 檳榔 當歸 川山甲 角刺
銀花 治臀癰水煎空心服

追毒托裏飲 防風 羌活 連翹 當歸 紫蘇
只殼 柴胡 白芷 黃連 桔梗 甘艸

川芎　為藥　雄黃　犀角　乳香　沒藥

銀花　治白面疔姜枣引食後服

188

三香追毒飲

乳香　羌活　紫蘇　只殼　前胡

茯苓　沉香　連翹　肉桂　芍藥　鬱金

生地　黃芪　花粉　治肚癰水煎服

191

清熱追毒飲

羌活　黃芩　當歸　赤芍　紫蘇

知母　乾葛　白芍　車前草　生地　連翹

黃柏　甘草　銀花　瓜蔞根

治肚便水煎食後服

附 延痛消毒飲

白芷 桔梗 赤芍 烏藥 紫蘇

川芎 白朮 羌活 甘艸 防風 連翹

桂枝 治手心毒姜棗引食後服

附 千金追毒飲

人參 桂枝 連翹 升麻 黃芪

乾葛 黃連 忍冬艸

治手心毒水煎食後服

附 木香消毒飲

木瓜 赤芍 白芷 牛膝 紫蘇

肉桂 木香 甘草 銀花 厚朴 黃芪

烏藥 羌活 大腹皮 柴胡 枳殼 檉柳

防風　連召　當帰　小回　乳香

治便毒水煎空心服

除人参敗毒飲　人参　茯苓　木瓜　黄連　羌活

猪苓　甘草　只壳　大腹皮　防風　檳榔

独活　梔子　川芎　前胡　乾葛　柴胡

牛膝　麦冬　治便毒水煎空心服

川　木瓜清毒飲　牛膝　防風　川烏　地骨皮　甘草

蒼术　赤芍　當帰　白芷　黄栢　木瓜

檳榔　烏藥　腹皮　肉桂　羌活　木香

川芎　五加皮　紫蘇　連翹　艮花

治鶴膝風研碎以絹袋盛之將好酒一埕吊浸子内煮過三日一七之内如常飲過以内物壓之忌鵞魚肉

八二

紫蘇流氣飲

紫蘇　甘草　芍藥　牛膝　木香

厚朴　烏藥　只壳　忍冬花　蒼术　木瓜

川芎　檳榔　大腹皮　防風　黄栢　川烏

治鶴膝風姜引煎服

八三

内托流氣飲

羌活　木香　紫蘇　大腹皮　只壳

當歸　陈皮　連翹　防風　厚朴　桔梗

烏藥　茯苓　芍藥　黄栢　人参　甘草

梹榔　川芎　柴胡　白芷　蒼朮
治鶴膝風煎服

以　大流氣飲
人參　川芎　白芷　防風　芍藥
紫蘇　當歸　肉桂　甘草　烏藥
只殼　青皮　黃芪　厚朴　桔梗
梹榔　木香
治諸般瘤症姜棗引瘤在上食後服瘤在下食前服

以　清熱流氣飲
紫蘇　猪苓　生地　羌活　當歸
牛膝　黃栢　赤芍　車前子　甘草　梔子

木通 知母 艮花 連翹 紅花 木別
大力子 治陰蝕燈心引空心服

洗
白花蛇藥酒
蟬蛻 辰砂 木香 何首烏 川烏
桂皮 蒺藜 沉香 蛇床子 草烏 蜂房
牛膝 木別 銀花 乳香 柴胡 白芨
菖蒲 蔓荊子 鬱金 當歸 雄黃 前胡
花粉 白斂 天虫 五茄皮 大風子 地骨皮
麻黃 人參 牙皂 大力子 靈仙 黃柏
荊芥 沙參 沒藥 胡麻子 連翹

白花蛇一條去皮々及骨洗洗極淨晒乾共為末用絹袋盛之再用好酒一埕同藥在內將文武火隔湯煮十炷香然後埋入土內留半截在外七日後開埕去藥渣再入後藥于埕內

大茴　沒藥　肉桂　川椒　廣木香　小茴

砂仁　乳香　白芷　射香

治大麻風又燒三炷香然後任意多少服之可効

以上

清肝流氣飲　甘草　羌活　當歸　茯苓　防風

柴胡　川芎　青皮　密蒙花　紫蘇　荊芥

赤芍　麥冬　蔓荊子　連翹　石羔

治上眼丹同煎頻洗丹上神効

注 劉

神仙赶毒一掃丹　雄黃　硃砂　牛黃各三分　麝香三分

治大小人一切癰疽發背瘡癤無名腫毒赤紫丹瘤喉風初起敷之則散已潰掃之即解柔味火而神効大真奇方共研末搽胆油調敷毒上外以細油布點燃近毒燃之令熱氣透毒上其毒自愈

收

神仙赶毒失笑飲　蜂窠一錢　頭髮一把　雄黃三分　熟黃泥一團

治大小一切癰腫毒瘡初起之時用此敷貼其腫毒自消　四味共搗成餅敷貼毒上熱乾再換

拌

痄腮敷藥方　青蒿　生葱　黃泥　銀花　蜂窠

共搗成餅倒臥貼之若初起用此敷即內消

汁一背

上發背敷方　龍胆草　松皮　雄黃　忍冬草

白芷　連翹　火炭草　仙人掌　地骨皮

骨皮刺　用好酒搗敷四圍痛甚即定痛代膿幹止生肌

𠃊二 對

海馬前毒法　以水白材後洗至手五経起陽端處止日易数十遍內服前方以泄熱毒洗者須洗至手指甲皮穰亦不可住手至看瘡毒勢膿方可住手蓋手三陽俱係臂脈所屬洗手至穰熱氣盡根本而泄毒氣自根本而泄消慎勿輕視此方三背發三背搭及對口瘡俱効要初起為之

𠃊三

中發背敷　忍冬草　鳳尾草　空心草　龍胆草

黄連　地骨皮　血見愁　青蒿　丹皮

雄黄　白芷　用好酒搗爛敷之勿敷正頂其痛自止

𠃊〤

下發背敷方　忍冬草　生地　地骨皮　丹皮　雄黄

搗爛用好酒調敷患處

腰發背敷方　生地　地骨皮　丹皮　生大黃　山龍甲　雄黃
研碎用好酒調敷四圍破則遍敷

腦發敷藥方　兒茶　牛黃　雄黃　硼硝　同生葱搗爛敷方

對口瘡敷方　地龍甲　松皮　龍胆草　生地　雄黃　忍冬草
搥碎用猪胆汁同酒調勻敷上

又方　地龍略炒焦色研細末酒調敷若潰即乾敷上

上搭手敷方　生牛膝　仙人掌　清凉羔　忍冬草　半邊蓮
雄黃　生地黃　車前草　龍胆草　搥碎好酒調敷

中搭手敷方　生地　黃柏　雄黃　忍冬草　胆草

肛

下搭手敷方　胆草　忍冬草　雄黄　百草霜　京墨　地骨皮　搗碎好酒調敷

腎

腎囊發敷方　生肌散神效或再用　硼硝　兒茶　蛤粉　共研末幹敷上

又方　荷葉　紫蘇　同焙幹為末酒調敷赤白處外以油紙包裹

膝

膝發敷方　貝母研末　檳榔磨清水　調勻敷患處又以萬靈膏貼之生肌散之

股

鶴膝風敷方　用水煮糯米粥再以酒麯研末粥攪勻膝上洗淨敷之痛處三日愈

腳

治疙瘌方　用大鯽魚一尾剝去腸肚入硫黃再入食鹽花椒若干分量魚大小加入在腹内扎固用清水浸火煮幹再入清由再浸火煮焦爛帶油研磁罐盛之連油藥搽瘡上三四次立效矣

鬢發數方　牛黃　雄黃　兒茶　硼硝　乳香　没藥　麝香

共為末酒調敷

眉發疽方　牛黃　硃砂　雄黃　兒茶　血竭　没藥　乳香

硼硝　共為末好酒調搽

清涼膏　大黃　鬱金　皮硝　花粉　黃連　黃芩　白芨

独脚連　黃柏　玉簪花　治耳風毒研細末雞蛋清調敷

頤發數方　雄黃　白芷　硼硝　研細末敷上

鬢發數方　雄黃　白凡　硼硝　石脂　研末敷上

肩背發數方　雄黃　半邊蓮　大風子　角刺　木別子　仙掌

研末敷上

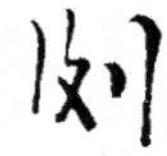

乳發敷方　龍泉粉　百草霜　乳香　菉荳粉　熊胆　沒藥

兒茶　麝香　磦硝　研末用好醋調敷

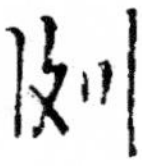

手背發敷方　丹皮　地骨皮　艮花　絲瓜子炒俱酒

搗碎以醋調敷

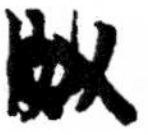

又方　鬼見愁　地骨皮　龍胆草　為末以醋調敷

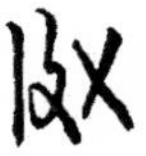

便發敷方　牛膝草　通草　車前草　龍胆草

搗爛將好醋調敷

又方　血竭　磦硝　白礬　乳香　雄黃　兒茶　石脂　黃連

研末用白蠟溶攤油紙上摻藥末拖瘡頭上

附　脚根發數方　乳香　沒藥　硝石脂　用黃蠟溶化入末藥包貼

患處

附　項癰數方　雄黃　黃連　青蒿　白芨　生地　大黃　當歸

青木香　昆布　胆草　研極細末以好酒調敷腦頂

附　上串數方　雄黃　兒茶　乳香　忍冬草　荔枝核去殼　硃砂　碌石硝

大杏子去殼　白果去殼　搗爛以好酒調敷

附　肚癰數方　乳香　沒藥　檳榔磨濃水　胆草　熊胆　黃連　牛膝草

忍冬草　為末以酒調敷四圍

附

檳榔墜氣丸　木瓜二兩　防風五錢　檳榔一兩　只殼麸炒一兩　大黃平生平煨

治腎氣疝毒　共研末煉蜜為丸如黃豆大每用長流水吞下五六十丸用六七服其漸漸自消初起宜服此

弍百

又數方　仙掌　土牛膝　搗爛以酒調敷

弍百一

蝟皮丸　蝟四個酒浸透用淨瓦焙乾　槐角要經過霜者佳一斛

治痔　共為末煉蜜為丸如梧桐子大小每日服夜水煎以酒送下一二百丸

弍百二

槐角丸　槐角炒八兩　槐花炒八兩　檳榔四個　蝟皮二個照前製

治痔為末煉蜜丸以酒送下一百丸

弍百三

結痔法　用過天虫絲合成線纏痔頭上六七轉用艾在蒜片上灸

其痔待其自斷根後數生肌散

試效 蠟丸針 黃蠟溶化入枯礬末少許于內搓成長條納于漏孔中膿盡上生肌散

試效 洗痔方 用馬齒莧煎水洗　又用花菜煎水洗亦妙

試一 發內痔 前一日將芥菜根擂生汁洗一次百用韮菜根野芥菜連根葉又尋空心柳木內爛者一觔煎水二碗置桶內痔瘡對桶口坐燻用物塞四圍勿令泄氣先時服前湯一二次立出

試一 核癧敷方 忍冬草 燈心草 地骨皮 過山龍 遠志根
車前草 搗爛用青布袱兜之

試三 瘰疬敷方 龍泉粉 青木香 乳香 雄黃 研末以醋調敷

試效 開鬱清痰丸 黃連 元參 貝母 昆布 苢芎 白朮 黃芩
當歸 香附 半夏 陳皮 羌活 海石 連翹 蒼朮

海藻　甘草　桔梗　石羔　青黛　只實　大花粉

治瘰癧為末煉蜜丸用姜湯或茴香湯空心服六十丸

弍百十　瘰癧敷方

乳香　虎骨　兒茶　雄黃　龍骨　麝香　熊胆

牛黃　沒藥　血竭　雲母石　赤石脂　硃砂　白芷

川山甲　百草霜　青魚胆　猫頭骨　雞頭骨

研末調敷患上外以萬靈膏不論已潰皆可用

二百十一　散瘰癧頸腫

野芙蓉蒂　敗龜板　雞蛋清

二物研以生猪精調敷即散

二百十二　清心黃連丸

甘草　黃連　連荍　防風　羌活　細辛　菊花

治上眼丹炼蜜為丸如桐子大每服二十丸茶飲送服

二百十三

狗寶丸　蟬酥　乳香　狗寶　氷片各五

治白面疔以酒為丸如桐子大每服葱三根煎湯同嚼熱湯下出汗

二百十四

鶴膝風敷方　龍胆草　通心草　五茄皮　牛膝草　忍冬草

益母草　車前草　大腹皮　燈心草　川烏頭　天南星

香附　丹皮　當歸

用好酒搗藥成餅加姜皮在內搗爛厚鋪毒上

二百十五

龍珠膏　此膏專治諸瘤頸効着熱而行　若眼上喉下耳紙乳下宜斟酌

龍牙草三刃　辣苦根　海藻各五

切片用水二十碗煎至十碗去渣又用桑柴灰二碗石灰灰二碗蒼耳草灰二碗以單草紙鋪籮底上次置灰于上將滾水淋之取灰汁十碗澄清入鍋內細火熬成膏再用後藥末加入在內攪勻

石黑　麝香　輕粉　白丁香　巴豆霜

用磁器收貯每用時敷瘤上去舊易新如此數處其瘤自潰用万灵膏徹淨膿水上生肌散自愈

計六

神仙追虫法　大烏稍蛇三條剝皮切片用肥鵞油煎熟下花椒葱鹽茴香料子內令病人坐着守赤身仰面臥簟上睡一二時辰然後起身食肉及汁以酒嚥之如此三四次其虫盡走出絕斷其虫之根

計七

追毒水銀膏　礬一两熬枯　澤蘭一两半　蛇床子三两

治麻風三味為末臘猪肉的油五六两同水良少許煎去查入前藥末子攪勻搽之

計八

白花蛇丸　皂角刺　威靈仙　白姜蚕炒　蒼耳子　白附子

大風子　白花蛇（去頭尾骨以酒浸瓦上焙乾）荊芥子　烏藥　前胡　独活
蟬脱　赤芍　雄黃　牛膝　萆薢　川芎
菖蒲　天麻（生）　苦參　防風　甘草　當乙
治麻風共爲末煉蜜丸如桐子大每服六百丸酒送

二百十九　纏喉風數方
白芷　地骨皮　忍冬草　大腹皮　猪牙皂
蒲公英　牡丹皮　車前草　牛膝草　青木香　生地黃
五茄皮　益母草　俱用滾水洗淨
共搗爛加滾水許數之極妙初起用祛毒一掃丹亦妙

二百二十　腫發數方
雄黃　白芷　忍冬草　龍胆草　牛黃

二百廿一 癬方

地骨皮 將瘡洗淨蒸味研碎添調敷四圍

班毛三十个去頭足 雄黃三分 硃砂三分 硫黃下 川槿皮去粗皮淨末三分

以上俱末調搽患處

用砂糖鹽醋入盞內調匀 取野黃菜根搗爛

二百廿二 又方 併前三味共入汁帕上包在患處

二百廿三 六味地黃丸 熟地四兩九蒸九晒 白茯苓淨四兩 澤瀉去毛四兩 山茱四兩 丹皮洗三兩

山茱萸去核各四兩 共製好為末煉蜜丸

二百廿四 治乳癬瘡方 松香一兩 雄黃一兩 銀硃下

用紙捲作筒入蒸捲緊麻油浸一宿 燒點着代油滴搽之

瘡癬方 雄黃一兩 紅砒七釐 共為末用香油十兩將布裹住後上焙滴油搽之

又方　雄黄三錢或枯礬亦可　白砒三下　研末入姜內紙包火煨熟出搽之

廿五 弍百

真人活命飲　陳皮去白　當歸一錢半酒洗　防風七分　銀花三錢　白芷

貝母各八分　甘草一錢　乳香一錢　沒藥一錢去油另研　天花粉一錢　角刺大

甲片三大片剉蛤粉炒去外用

用好酒煎覗毒上食後服若毒在下空心服善飲者盡量飲醉多

飲以行藥勢服藥後忌酸物藥忌鐵器酸能收斂故忌之此藥

當服未潰之前未成者即散已成者即潰破頭者不可服宜慎

之不可忘也

華陀膏

用桃柳杏桑槐枝嫩者各四兩入油煎枯去渣

二下大梔子八十個熬枯去渣

三下甲片六錢須用三角稜者佳

四下女人頭髮二兩象皮六錢同煎枯去渣

用真麻油一斤十二兩將前藥照次序入油熬枯去渣澄清淨油一觔入飛過淨黃丹收膏必須視其老嫩得法為妙離火稍冷下兒茶血竭真石硇砂各三分為極細末攪勻入水內手扯百餘次換水浸出火氣方攤貼貼時用青布或毡片厚攤二張一週時一換

用水洗淨癬內晾乾如此轉換即愈忌一切海味發物

治癬方　水銀　硫黃　牛舌草根即野當歸

同搗為泥布包浸入滴醋內搽患處

治楊梅瘡神方　防風　荊芥　蟬脫　歸尾　銀花

白蘚皮　角刺各三錢　土茯苓二兩　蟾酥下　麻黃春秋用四錢夏用三錢冬用六錢

上藥共作一劑用鮮雞蛋湯煎藥空心服之出汗如此次日其

瘡自減半矣未淨頭焦再將渣復用水煎加大黃一兩或五錢

三錢不等看人之老壯虛弱宜用之妥當不可造次

收功丸藥方　水銀錢　硃砂火煆餘留為衣　銀硃錢　鹽水錢　牙硝三錢　皂凡二錢

芒硝二錢

其研勻入傾銀罐內水火既濟點香三炷為度用飛麵為丸硃砂

為衣菉荳大每早晚各服五丸或七丸三丸看人用之待全

愈後再用五虎下西川三劑永無後患矣

五虎下西川神方

全蝎　蜈蚣　同天虫　蝉蜕　歸尾　金良花
甲片　黃芩　并元參　黃柏　連召　及甘草
花粉　班毛　加赤芍　大黃　牛旁子　木通
上藥用水酒各半同煎服

治痔瘡方　田螺不拘數個洗淨去靨盛碗內每個以入冰片些許候化用銀粉拌裝入壳內火煅煉存性將碗覆地下退火氣陰乾不用加輕粉冰片研末搽之即愈

治婦人陰茄　陰茄乃陰蒂出一物其狀如茄　石灰四兩鍋內炒黃色以馬桶盛之又以熱水倒下令患者坐于馬桶上再以食花椒枯礬艾葉煎水洗之愈

治婦人產後陰挺脫提　即名陰茄

當歸　白芍　熟地　人參　白朮　白芷

荆芥　乾姜　水煎燻洗如前

治跌打損傷接骨驗方

雄黃一分　硃砂一分　麝香三分　乳香六分

没藥六分　土別虫不拘多少以炭燒過浸死晒乾每個照前藥加入　共研極細末用磁罐收貯每

服一分起至一分半止不可多服用酒送下盡量飲出汗

兜袋方

白芨五錢搗爛　當歸二分　升麻二分　用好酒二碗泡藥除渣

空心服三服之後即升上了若肚內作脹用炒荊皮煎湯送下

治臁瘡方

鉛粉三兩用麻油調好新茶鍾三隻將粉塗擦盃內用

艾葉點着燻盃內之粉燻黃即取下油調攤貼數次愈

治瘋狗咬方先以敗毒服後再服丸藥

連召　元參　黄芩　赤芍　大力子　陳皮

只殼　檳榔　甘草　烏藥

水煎四五劑後服丸藥

丸藥方　服前方後服此方　班毛去頭足翅 糯米炒　豆鼓四九粒

只研爲丸雄黄爲衣用冷水服視人大者用班毛七個小兒用班毛五个豆鼓照數此丸服者

須莫被咬之日算起到四十五六天方可服此丸若早服則無用也忌鼓樂聲及煎炒青油鹹腥

治四五十歲腰疼　用旧雨傘紙火上炙熱圍腰三炷香即愈

治陽縮方　先用一人將手扯住然後以胡椒五分艮硃末共研末

熱水成餅貼臍上三炷香可痊放手不輕易　必須好了後放手

壬水金丹方　此方專治痰火吼喘痰嗆氣呑酸痰迷心竅風癱臌脹痰諸

般瘋症醒酒消渴猶能降火消滞潤口噙在舌下功効自見兼治山風瘴瘧感冒一切神効

每用大黄一觔切片用火酒一斤拌浸大黄一夜次早晒後蒸用菉豆一升水浸一宿晒　用黑鉛一斤打成薄片剪成碎條晒用

以上共蒸九次用蜜九斤菉豆九升黑鉛九斤

蒸法　用嫩柳木牙再柳木甑將柳牙厚鋪甑底一寸次將黑鉛條一斤菉豆一升拌勻以大半鋪放柳芽上上盖夏布一塊然後將大黄鋪在布上又將一方夏布盖在大黄上仍將所餘一半鉛豆盖在布上再將柳牙多多盖滿蒸三炷香待冷起甑去柳鉛豆不用只將大黄晒幹露一宿如此九次另將後藥煮法用之

五棓子去五兩　烏梅肉二兩　薄荷三兩　陳皮三兩　石羔四兩　角刺二兩　只殼炒二兩　木香生

生凡三兩　胆星二兩　貝母二兩　山梔炒二兩　香附炒三兩　半夏製三兩　檀香二兩　黄芩

煮法 用水二十斤熬入茶去渣取汁三四斤浸前大黄晒乾又浸又晒以茶汁盡爲度晒之極乾爲細末再用

元明粉八兩 礞石二兩火煅 硼砂八錢 琥珀四錢 羚羊角二錢

沉香二兩 犀角二錢 牛黄四分 硃砂以飛二錢 鍾乳石二錢水飛過

以上十味研數萬遍俱秤足分兩合大黄拌勻以文合膏和之共搗千餘下金箔爲衣如芡實大噙化大病去除

製鍾乳粉法 如鵝毛管白者爲佳先以甘松 藿香 零〻香 沉香 白檀香 水煎三日後

再用甘草大棗 地榆 煮三日取起研數百遍極細如粉方用

製文蛤膏法 用五倍子一斤去虫入鍋炒黄研末入平底罐內以上好松蘿茶半斤熬汁一桶極濃將此汁熬五倍子末一日不住手以柳枝攪勻勿令沾底又用糯米湯熬五倍子三日不住手以柳枝攪勻以味不澁滿口生津爲度再用茯苓 當歸 黄芪 枸杞子 生甘草 各等熬濃汁半碗入五倍子汁內 九蒸

一方　治大𤺋毒腫初起若勿令其自潰其毒内攻于心即死若是親友信服者速將大雄雞一隻羊肉二三斤同煮儘量吃隨後　发先服敗毒之藥一日一夜連服數次托出毒氣以艮花當茶常服其毒自消切不可敷川爲妙

治頸項瘡

紅棗去核入明礬燒灰用桃油調敷

治赤白蛇纏

用蕐庄内柿漆搽上即愈

鴿治臌誂般眼綠

用子油和冰片搽上立効

治火燒傷

用蕐庄内柿漆以醋調搽立効

治咳嗽方

用梨子一只蒂边挖一孔灌川貝母二文用蓋好經二架叶包上數層燒晚飯飯對搗臍在火内故夜取出食故照此數次即好

小兒急驚風

浮萍草 不拘多少 取汁灌之即愈 又方用童便竹瀝灌之

積年腹痛方

臨發時用五銖五分錢壹箇 核桃肉嚼嚥 永不再發

無名腫毒方

金銀花二兩 歸尾八錢二分 生黃芪二錢 甘草八錢

毒在上加川芎二錢 毒在中加白芷二錢 毒在下加牛膝二錢

用酒一斤 河水一斤 加角刺四錢 胡桃四個同煎

疔瘡方

荔子肉三個嚼爛銀硃少　田螺螄肉和勻敷在青布上貼患處

對口疔瘡方

蝴蝶花根和酒釀搗爛敷在患處或用菊花根不拘多少洗淨搗爛
取汁一鐘將渣攤貼患處或喉內腫痛不可忍用並菜一寸筋頭
用蔴油點其痛處即愈

婦人乳上瘡

茄花燒灰為末陳菜油調搽

治天蛇瘡

灯籠殼子煅灰用桕油調敷

癩瘡方

生狗油熬成熟油搽之無論遠年及男婦俱可用最效

癲狗咬方

班毛七個去頭尾　水粉五分　糯米九十粒　用銅杓炒研末再用

滑石五分　巴豆一粒　射香五分　雄黄五分　共為末以南棗為丸白酒送下

急慢喉風方

牙皂研細末用乳半盃河水半盃將皂牙燉爛熱飲之喉中痰响吐出

即愈倘痰吐不出用鵝毛入喉中　即吐或有牙口緊緊用針刺[illegible]

牙骨上其口畧開即灌之極效

火燒泡傷方

鉛粉 麝香研用 鳴子白調搽 最好

牙疳痛方

輕粉二文 大蒜葉一根搗作泥 白蛤殼一只研細末

搗勻貼大指下 左痛貼右手 右痛貼左手

鬎鬁方

檳榔 炒研末 西丁研 樟腦二文 頭髮煆研 用麻油和勻調搽

六一散 治痢瀉暑熱一切雜症

滑石壹兩 研末清水浸瀝淨曬乾 甘草壹兩 煎湯同滑石拌勻和丸 辰砂為衣

瘧子方

向南岸芭根上紅子二滕蒸湯服飲即瘥

眼赤起星方

胡椒研末　冰片研末　將此二味用艾葉裹以綿或綃包好

左眼塞右鼻孔右眼塞左鼻孔

久年黃蠟　又小兒鵝白

婦人乳癰

甘蘿根上蟲搗汁用酒釀燉熱沖吃即散

五倍子乙文醋五文煎濃做膏貼之立効

身体熱

青蒿洗淨連根燒汁去渣加紅棗子或半觔壹觔燒成連吃數次即愈

眼上起星方

穀精珠一錢 真池菊二錢 木賊草一錢 蒺藜二錢 柴胡四錢 淡黃芩一錢五

經桑葉廿張煎吃即愈

鼻嘯方

潞黨參二錢 淨連翹一錢 白藕節一錢 白桔梗一錢 金銀花一錢 麦門冬一錢

當歸頭一錢五 梔子炭一錢 黑元參二錢 地骨皮一錢 蘇薄荷五分

斷根 加茅草根引

治熵腮方

用汞片白玉皷研末洒在熵處潭内用油紙猛蓋々上周圍洗淨貼上即一一好

治乳、開花

用白螺螄殼燒灰研末海螵蛸研末及冰片麻油調敷立効

治乳癰初起方

用秤錘乙个對正護臍燒紅取出吹去灰放在碗内用好酒一沖下即搽

瘍科秘方大全一卷

〔清〕管蓮洲輯録

清抄本

瘍科秘方大全一卷

本書爲中醫外科方書。管蓮洲，字惠卿，生平不詳。本書共收録二百六十餘首中醫外科實用成方，大部分爲散劑。内容大多爲歷代著名外科醫著（如《醫宗金鑒》《集驗良方》《外科證治全生集》）中的名方，亦有未見於歷代著名醫著、作者收集的民間驗方和個人驗方，不乏囊中之秘方。每方列其主治、組成、劑量、製法、用法等，簡便效驗。

疡科秘方大全

莒溪蓮洲藏

瘍科秘方大全

辛丑年孟冬抄集

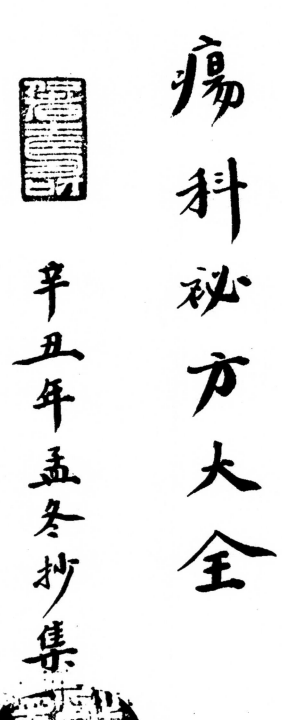

瘍科秘方大全

茜溪管蓮洲抄

芙蓉生肌散

金鑑名生肌定痛散

治上中下三部一切癰疽腫毒臁瘡㿗脚等症膿腐已淨用此收功大妙并能定痛

石膏 牙煆透、、年用或甘草汁七次用亦可　月石 另　硃砂 飛 三

研末

共研極細瓶收搽膏貼

桃花散

附八寶生肌散

治一切癰疽瘡瘍已潰大毒膿腐已清爛肉
未淨之際用之拔毒生肌大妙

煅甘石五分　熟石膏五分　飛黃丹五分
煅龍骨三分　淨鉛粉三分　輕粉三分
寒水石五分　白芷五分　冰片五分
陳紅昇五分

右藥極細細撒搽膏上用　附八寶生肌散
照原方除冰片紅昇搽膏上用以待腐爛淨盡用之

生肌散

治一切腫毒癰疽毒淨長肉收口神効

象牙末一钱　琥珀末五　陳蟹殼一钱法炙

熟乳香一钱　熟没藥一钱

共研極細搽之膏蓋

生肌散

治一切癰疽腫毒膿淨收口大好

熟乳香一五　熟没藥五　飛黄丹五钱

龍骨五錢　飛雄黃五錢　炙象皮五錢
石膏五錢　兒茶
共為極細末擦上用膏蓋之

八寶丹

專治腫毒癰疽膿腐已淨收功大效
血竭五分　製乳香三分　製沒藥三分
赤石脂五分　龍骨三分煅　海螵蛸三分
白石脂五分　輕粉五分
共研極細擦膏上貼

八寶丹

專治一切腫毒癰疽收口大妙

麝香三分 冰片三分 製乳香五分 輕粉五分

血竭五分 甘石三分 象皮五分 珀末分

研細瓶收臨用膏上貼之

收口神效散

治一切癰疽膿俱淨見紅新肉者撒之并能

治金瘡刀刃所傷血出用此立能收口止血

半夏一錢 紫真降香末一錢 白蠟一錢半
象皮一錢 髮淨松香一錢
共研極細末收貯聽用

輕乳生肌散

治一切腫毒紅爛白腐脫者用之定痛生肌
石膏煅一兩 血竭五錢 乳香五錢
輕粉五錢 冰片三分
臭爛多加龍骨白芷三錢 久不收口加雞內金三錢炙 研細用

白收口散

治一切癰疽腫毒下疳臁瘡膿淨者收功甚效

龍骨一兩 象皮三錢炒金黃 煅石膏兩

兒茶五錢 輕粉五錢 製乳香五錢

琥珀五錢 製沒藥五錢 白螺螄殼三錢煅 一方用五

右藥研極細末上膏蓋之

金花散

專治一切癰疽腫毒男婦新久爛腳臁瘡等症用 主口功

熟石膏一兩（取濕煅久煅助）　黄丹三錢　生甘草一錢（有方用灰）

研細末攙用

拔毒收口散

治一切癰疽瘡癤膿毒將淨未淨際用之

拔毒收口大妙

花蕊石三錢（童便煅七次飛研）　製甘石四錢　海螵蛸五錢（飛）

麝香一分　冰片一分

共研極細攙上膏蓋之　如遇大症加好昇藥一錢許

三黄生肌散

治一切癰疽瘡瘍下疳臁瘡膿毒將淨用之

大黄一兩　黄芩一兩　黄連一兩　又方用黄柏代

將前三味煎湯濃像煎三炷香濾去滓將淨白

爐甘石一斤放入湯內煮乾取出極細〻〻散用

生肌散

治癰疽瘡瘍臁瘡等

血竭三錢　兒茶二錢　製乳香三錢

製吸藥方　甘石三錢　赤石脂三錢

銅綠一錢

共研極細〻〻粉撒之

、木香生肌散

治一切癰疽膿腐將淨之際用之收口

木香三錢　黃丹五錢　輕粉三錢

枯礬五錢　一方用二錢

共研末用豬膽汁拌勻晒干再研極細〻〻粉用

化腐生肌散

専治癰疽瘡瘍用之腐淨收口神效

淨乳香錢　淨沒藥錢　龍骨錢

象牙焙錢　珍珠錢腐炙　冰片錢

兒茶錢

研極細末摻瘡膏蓋之

收口散

一切瘡瘍癰疽收口如神

生半夏三分　製乳香三分　製沒藥三分

白蠟三分

右藥研極細々々摻膏上貼之

鷹羽散

專治一切癰疽瘡瘍膿腐將淨收口神妙

兒茶一分　真鷹毛煅淨三分　血竭一分　輕粉一分

乳香製一分　寒水石一分　淨沒藥一分　冰片二分

共研極細々々瓶收用時摻上膏蓋之

赤金生肌散

專治一切癰疽瘡瘍膿腐將淨之際用此

蜈蚣三条炙　乳香三錢去油　沒藥三錢去油

龍骨九分　兒茶一錢　雄黃一錢二分

白蠟九分　赤石脂九分　血竭一錢

冰片一分　麝香一分　寒水石九分煅

共研極細〻〻瓶收搽膏上貼之

生肌散

專治一切瘡瘍癰疽大毒膿淨用此收功
淨乳香五錢　淨沒藥五錢　血竭三錢
輕粉五錢　海螵蛸五錢　飛硃砂五錢
龍骨五錢　赤石脂一兩
共研極細〻〻摻之膏貼

生肌散

治一切瘡毒癰疽膿淨之際用之去毒生新
蘆甘石三錢煅　海螵蛸五　龍骨五

血竭 五 赤石脂 一錢 三仙丹 五

兒茶 五分 冰片 少

共為細末用時將瘡口貼之

賽珍珠八寶丹

專治癰疽瘡癤下疳臁瘡大毒膿毒 將淨用之

大珠 兩 伴完即須大之時亮也 到去外面黑皮火煅 血竭 三錢

三黃 製甘石 三錢 煅赤石脂 三錢

線味頭 煅存性 五錢 即線綿筋頭 六斤揀陳某的 兒茶 五錢

煨石膏 三兩 冰片 臨用加多藥末再加入冰片亦 再研極細用

共研極細〻〻瓶收好用時摻之

桃花散

癰疽膿淨用此收功大妙

煨石膏 三錢 淨東丹 三錢 象皮 三錢

白蠟 一錢

共研極細〻〻收瓶聽用

大生肌散

治癰疽一切腫毒膿腐已淨用此收口

雞內金（炙）二錢　龍骨煅二錢（即磨刀上泥）　赤石脂（煅）四錢

象皮二錢　滴乳香（製）二錢　製沒藥二錢

甘石二錢　珠砂二錢　麒麟血竭二錢

兒茶二錢　硼砂二錢　珍珠二錢

當門麝二錢　龍骨二錢　輕粉二錢

白芨二錢　金箔（三十張）　一方加象牙末

共研極細〻〻瓶收擦用

生肌龍竭散

能生肌肉，待癰疽膿淨後用

炒乳香三錢 没藥三錢炒 兒茶三錢 血竭三錢

龍骨煅錢 赤石脂三錢 冰片五分

右研極極細末，瓶收聽用

五寶散

治一切癰疽瘡瘍潰爛極大者，用此末收

并治下疳，條膿水已淨者可用

一 八指甲錢用紅棗去核將甲包在內再用 長頭髮錢用

一 象皮薄片錢將長頭髮連紅棗一仝煅時放瓦上焙存性研 射香分

一 冰片分

一 共研極細〻入瓶收搽瘡膏蓋之

收口散

一 治一切腫毒癰疽潰爛膿腐將淨用之

一 黄芩錢 黄柏錢 黄連錢

一 甘草錢 銀花錢

將五味入鍋煎、熬濃汁，將甘石八升入汁中煮乾，研極細細，擦瘡口用。

二靈丹

治癰疽瘡癤膿腐，將净，久不收口者，用之拔毒收口。

龜板研煆存性　罐口泥、主　係用銀朱罐口，廣貨店有

共研極細細，擦之，膏蓋上，毒深者加三仙丹更妙。

黑龍丹

治一切惡瘡，翦肉寔生，去而復生，并翻花惡肉

等症用此丹自能收口大妙

大熟地兩 切片烘干炒枯　烏梅肉二錢 去核炙存炭

共研極細搽之并治老年脫肛症搽之自能收

十錦八寶丹

治一切大毒癰疽瘡癤拔毒收口大效

製甘石八錢　兒茶三錢　龍骨三錢

象皮三錢 砂炒　白蠟三錢　淨乳香去油三錢

製沒藥五錢　雞內金炙五錢　麝香二分

淋洗用

共研極細〻〻瓶收搽用

九宝珍珠散

專治癰疽瘡癤大毒下疳臁瘡久不收口者

製乳香錢　製沒藥錢　赤石脂煅錢

血竭錢　兒茶錢　龍骨錢

珍珠錢　琥珀錢　象皮錢

共研極細〻〻收好用時搽瘡口

八宝靈丹

專治癰疽瘡瘍下疳臁瘡大毒膿淨後用此收功

珍珠二錢　象皮錢　琥珀二錢

兒茶二錢　血竭三錢　硃砂二錢

冰片少許　麝香少許　製乳没各三錢

研極細〻〻瓶收摻用

生肌散 [illegible]

治瘡瘍潰後湿爛不堪流臭水久不收口者用

木香二錢　黃丹三錢　輕粉一錢
枯礬三錢
共研極細細末收好搽用之

生肌散

專消瘡瘍癰疽大毒膿腐淨後收口大妙
熟石膏五錢　煆龍骨三錢　歸血五錢
樟冰三錢　赤石脂五錢　飛黃丹一錢
血竭三錢　甘草二錢　白芷五錢

乳香去油　歸身錢

共研極細細糝瘡口

生肌收口散

治腫毒癰疽膿淨後收口大效

製乳香錢　製沒藥錢　血竭錢

熟石膏錢　孩兒茶錢　輕粉錢

赤石脂錢　降香末錢　白蠟錢

黃柏錢　射香分

共研極細〻〻末瓶收摻用

收口桃花散

專治一切癰疽瘡癤腫毒臁瘡爛腿潰膿已淨用此收功大妙

海螵蛸一兩　製乳香五錢　龍骨五錢

飛黃丹一兩

右藥研極細〻末收好摻膏上貼之

桃花四寶粉硃散

專臁瘡爛腿并癰疽潰後膿腐淨淨之際用

赤石脂飛研　滑石飛研　東丹研飛

大蚌殼煅研研飛

右研極細細末收將摻之或用麻油調敷

烏龍生肌散

治一切癰疽瘡瘍及潰爛及大之發背臁瘡等症膿腐已淨用此收功極速

活大鯽魚一條不見水用蚌殼破其背以明礬塞滿其腹放新瓦上炙成炭研

共研極細々末瓶收搽瘡口

輕粉散

治一切臁瘡癰疽下疳爛腿等膿腐將淨（用此拔毒生肌）

白螺螄殼（四錢 放瓦上煅）　輕粉一錢　乳香五分（畜）

麝香三分　冰片一分

共研極細々末瓶收搽用

黑靈一宝丹

治一切癰疽瘡瘍腫毒腫瘡膿毒已淨用之

黄豆外衣（炒存性研）

右研極細摻之大妙

紅霞鶴頂丹

專治一切癰疽瘡瘍及潰爛極大之蘆背搭手

臁瘡不能收斂者此丹大有功效

淨乳香（去油）一錢　沒藥（去油）一錢　上鉛粉一錢

孩兒茶一錢　頂血竭一錢　飛黃丹一錢

上銀硃一錢　銅綠三分

共研極細末收貯用時油調攤夾紙膏色刺孔貼患處內摻此丹三日（換）一面（一次貼）以日（再）換一次重者二後收功百試百驗此丹亦可乾摻

入室提毒生肌散

專治一切癰疽大毒膿腐將淨未淨之際（用此提毒生肌）

明雄黃四錢　川山甲（炙）一兩　蠏衣（炙黄存性）[illegible]　全蝎（漂淨）（炙）[illegible]

蜈蚣（炙）[illegible]　五倍子（研細）[illegible]　冰片三分　麝香三分

共研極細末收摻膏上貼（此方非大毒潰爛者不可用　一切腫毒小癰疽用此可併入提毒散）

大珍珠八宝丹

專治應外症癰疽瘡瘍膿腐已淨者用

珍珠五　血珀五　象皮煅五

龍骨煅五錢　人參五　青黛五錢

冰片二分　射香二分　寒水石五錢

乳香去油五　沒藥去油五　犀牛黃一錢

瑪瑙研五　硃砂六分

共研極細末瓶收擦膏上貼之

生肌合口散

專治一切癰疽腫毒瘡瘍潰膿已淨久不生肌肉者用此立效而此散不可用之太早

乳香去油五錢　血竭三錢　輕粉五錢

赤石脂三錢　沒藥去油五錢　龍骨五錢

飄硝二錢　硃砂二錢

共為極細〻〻末瓶收用擦上

收口珍珠散

專治一切癰疽瘡瘍膿腐已净用之收功大妙

製甘石八分　血竭三分　珍珠一分

硃砂五分　赤石脂四分煅　象皮五分炒

琥珀二分　龍骨四分煅　鍾乳粉六分甘草湯煮透

右為極細末和勻末藥一兩入冰片三分研細擦之

六寶丹

專治一切外症癰疽腫毒膿出時净用之收口掺藥

鉛粉三分　東丹三分　乳香三分去油

沒藥各二分　血竭二分　兒茶二分

共極細末摻患處甚如三仙丹更妙

鶴糞散

常治瘰癧潰後不收口者用

鶴糞一兩炒黑　製乳香八分　黑芝麻一兩焙

三味研極細細摻之乾者油調敷

雄黃散

常治瘰癧潰後膿腐將淨用之

雄黃五分　血竭一錢　輕粉八分

乳香去油一錢五分　雷蛆三条晒燥

共研極細〻〻掺上　乾者麻油調敷

蕈粉散

專治癰疽潰後膿腐瘻極而不收口者並治冷瘡、臁瘡、瘻瘡

枯礬一錢　蕈粉一錢

右藥極細〻〻掺上即止

腐盡生肌散

專治一切癰疽瘡瘍破爛不斂口者用之
兒茶三錢 製乳香三錢 製沒藥二錢
血竭三錢 旱三七三錢 冰片錢
麝香分
共研極細末瓶收摻之斂速收口加珍珠兩蟹黃三錢
或用豬脂油半斤黃蠟兩溶化俟溫加前七味調
成膏貼亦可若破傷則旱三七倍之

鹿脛散

專治癰疽瘡癤，瘡下疳膿腐已淨 用之收口甚速

鹿腿骨 鐵色火內煅至黃脆 勿度致黑焦色者無用

右一味研極細末，搽之大有功效

月白珍珠散

治一切外症瘡瘍腫毒，癰疽下疳，癤瘡膿毒

已清，用此收功甚妙。神效，并湯火傷爛等

青缸花五分 即頂上青黛 輕粉母 珍珠子

右藥研極細末，搽之。下疳腐爛，用豬脊髓調搽

鴉清散

專治癰疽膿瘡下疳等症用此收功甚速并治湯火傷爛

用鴉蛋清傾瓦上晒乾為末搽之大妙

敗銅生肌散

專治小兒頭上蹉拱頭膿窠爛久不收口者用

化銅舊罐〻〻研細末搽膿易淨而口自斂矣

或麻油調敷亦可

牛角散

專治脚底生瘡久不收口者用之

松香錢　輕粉錢　水龍骨錢

牛角尖燒灰錢

共研極細末搽　瘡口立效

鐵粉散

專治脚根疽疔脚瘡硬腫臭腐不堪久不收口

鐵砂三錢　水銀用黑鉛四錢化投水中冷定再化再投以鉛淨為度取水底下灰一二錢代之　黄丹錢飛

輕粉錢　松香錢　麝香分

共研極細末用葱湯洗淨患處擦上或油調敷亦可

龍骨散

治浸淫臁瘡風濕爛腿血風瘡等久不愈者用之

白龍骨五錢 輕粉五錢 檳榔研末

豶豬糞生 焙存性

右研極細末先將患處洗淨油調敷濕者乾擦

九一丹

治疔瘡癰疽大毒膿毒將淨用以拔毒收中大妙

煅石膏九錢　黄升丹一錢
二味研極細末搽瘡口膏蓋之

海龍粉
專治一切癰疽瘡瘍腫毒膿腐清者用之收口
龍骨一錢　海螵蛸一錢　赤石脂一錢
血竭一錢　細石膏一錢　紅粉霜一錢即升藥酌加
没藥一錢　乳香一錢
共研極細末收貯搽之如毒輕者粉霜則用二三

珍珠九宝丹

専治一切癰疽瘡瘍腫毒膿腐將清用之收口

煅大蚌壳一両　象貝一両　血竭一両

木耳炒一両　龍骨一両　赤石脂二両

熟石膏二両　兒茶八分　乳香六分

共為細末臨用摻瘡口即愈

蝍龍散

專治一切癰疽瘡瘍膿淨者用并治臁瘡下疳

白螺螄殼煅三錢　龍骨煅一錢　厚象皮煅一錢
熟石膏一錢　兒茶五分　輕粉五分
乳香去油五分　沒藥去油五分　琥珀五分
共研細末瓶收擦患處

珍珠七寶丹

專治一切癰疽瘡瘍膿腐已淨者用并臁瘡下疳
燈草炭三錢　白螺螄殼煅三錢　輕粉三錢
舊黑傘煅灰三錢　冰片五分　珍珠五分

血竭錢

共研極細細末摻之立愈

八寶丹

治一切癰疽瘡瘍腫毒膿腐已清用此丹收功

沒藥炒錢　血竭炒錢　輕粉錢

兒茶錢　龍骨錢　鉛粉錢

冰片六　象皮錢

共研極細細末收用時摻瘡口

六和生肌散

專治一切癰疽瘡痛瘻瘤瘰癧久不收口者用此

海螵蛸三錢　血竭三錢　輕粉三錢

象皮三錢　龍骨三錢　乳香三錢

右研極細末收貯搽之或用雞蛋黃五個煮熟用油煎老去白黃取油調敷外膏蓋之

一味象靈散

專治雞乳頭開裂不能收口者用此立效用象牙心於魦魚皮上磨取細末搽上即愈

犀桃散

專治瘰癧瘰癧潰後久不收口者用之立瘥

犀角一条填入明桃亮肉髮紮好放瓦上炙存性取

出研細末用麻油數刷瘡口膿水多者乾掺

脫疽蜂窠散

專治手足骨節黑脫久潰不斂必延節脫疊

外蔓於手者即用土蜂窠一個焙研極細末

醋調敷瘡口即愈

珍珠三仙丹

治一切瘡瘍癰疽大毒久潰口大不斂者用之生肉

三仙丹一料約三四錢左右　珍珠五分荳腐煮

沒藥去油五分　血竭五分　乳香去油五分

乳研極細　以將瘡口洗淨　掺之一日一換

山連散

專治癰疽瘡瘍　蒸貴潰爛如盤大者或爛

見腸見骨　而陽膜臨危　点能收斂

鯽魚（一条不見水將竹刀破開背脊將山羊屎、二升塞填入腹
內放瓦上炭火焙存性退火研）

右研極細〻末摻之瘡口自收神效

抵金散

治癰疽瘡瘍發背潰爛年久不愈用之

蜣螂虫（即推車虫、名推屎虫又拘多可裝竹筒內陰
乾五月五日收採者更妙）

右研極細末瓶收摻上

拔毒生肌散

治癰疽瘡瘍潰久不收口生腐爛者用之拔毒收功大妙

紅昇丹三錢　輕粉三錢　萆麻霜三錢去淨油

乳香去油三錢　黃丹三錢　石膏兩 煅

硼硝一錢

共為極細〻〻末摻膏上貼

金昇散

治一切癰疽發背臁瘡久不收口四邊紫黑

腐不退用此大有功效

紅昇丹一錢　輕粉一錢　雄黃一錢

龍骨五　白礬錢　金色密陀僧錢

海螵蛸錢　麝香一分

右研極細末搽瘡口膏蓋之

鼠合散

專治癰疽久不收口老鼠皮燒灰敷上即收

定痛生肌散

專治癰疽潰大臭爛者　山藥錢　白糖霜　大黃各等

搗極爛敷瘡口（洗須淨）定痛腫消腐自去　一日一換再易收口

珍珠十宝生肌散

專治癰疽發背腫毒膿腐將清用之收口

珍珠二錢　象皮炒研五錢　大冰片二錢

上白蠟五錢　乳香去油三錢　血竭三錢

没藥三錢　鉛粉三錢　輕粉四錢

兒茶叁錢

右研極細收好用時摻患處

生肌散

專治癰疽瘡瘍發背臁瘡下疳膿腐將淨

用之收口大妙

珍珠一錢　西牛黃一錢　人參一錢

琥珀一錢　熊膽一錢　乳香製一錢

沒藥去一錢　海螵蛸五　龍骨煅五

石膏五　輕粉五　鉛粉一兩飛

製甘石五　冰片五分

共研極細〻〻末瓶收搽之

珍黄八宝丹

専一切癰疽瘡瘍大毒臁瘡下疳等症用待膿腐已清者摻之大妙

珍珠 五錢 豆腐內煑　牛黄 錢　琥珀 五錢 灯心同研

殭蠶 白芷 三錢　象皮 五錢 炒　龍骨 煅 五錢

輕粉 五錢　冰片 三分

右研極細末撒瘡口膏蓋之

神妙生肌散

治一切大毒癰疽惡毒瘡癤臁瘡膿腐
已潰爛極大者用此丹大有功效
乳香去油錢　赤石脂錢　兒茶錢
海螵蛸錢　血竭錢　鱉甲炙錢
黑鉛錢　硼砂三錢　沒藥去油錢
輕粉　初潰爛加黄柏錢　作癢加白芷錢
右研極細　先黑鉛入鍋鎔化加水銀錢　仝煎　先再將
前藥細末入於鉛汞內搗研極細瓶收　搽膏上貼

生肌散

專治癰疽疔毒膿淨腐清之際用此收功

紅升丹五　白輕粉三錢　血竭三錢

海螵蛸三錢　象皮炒三錢　黃丹三錢

紫河車炒五　赤石脂五　兒茶五

乳香去油三錢　沒藥去油三錢

共研極細末收貯臨用摻患處

太素散

治癰疽瘡瘍膿淨久不收口并治臁瘡下疳

輕粉二錢　冰片五分

共研極細末臨用豬脊髓調攤帛上貼瘡口必效

冰螄生肌散

治癰疽腫毒臁瘡下疳潰爛不收口者用之

白螺螄殼（洗净不拘多少放瓦上煆紅每兩加）冰片壹二分

共研明霜瓶收用時撒瘡口立效

輕螺生肌散

專治大毒癰疽腫毒臁瘡下疳等膿淨者用

輕粉五　白螺螄殼連泥者十个煅　血竭五

兒茶五　冰片了

共研極細收擦瘡上膏蓋之

嚼參收口藥

專治癰疽臁瘡等久不收者用人參淨口嚼爛敷瘡口自然斂

貼瘡乾連散

治癰疽臁凍瘡等爛者用白荷花瓣夾書頁中者不吐陳久取出貼瘡易斂口

輕黄散 治鼻中生痔瘡爛者用立收功

黑茶子 輕粉五 雄黄五 冰片分

共研極細〻吹之鼻臭加銅墨分研吹

鹿茸丹 治鼻痔潰後爛通孔者用

鹿角片錢 煅過 枯白礬錢 頭髮五 燈下燒灰

共研極細椒湯洗淨患處搽上立

杏霜散

專鼻痔潰爛者用 杏仁霜分 去淨油 輕粉五 研細吹之

瓦松散

常治鼻痔膿後延爛用瓦松（放瓦上曉存炭研極細末）研吹之

生肌神散

治一切瘰瘤瘰癧潰爛或用刀割下者搽之立斂

石灰二錢（千年陳者）　三七二錢　麟血竭二錢

人參五錢　象皮五錢　乳香五

沒藥五錢　木香五錢　兒茶二錢

輕粉五錢　右研極細末搽上膏蓋之

珍珠三寶丹

專治瘰癧根腫出即用之立能收口附治臁瘡（癰疽下疳收功）

珍珠五　輕粉三　陳白螺螄殼四兩

右研極細末用豬脊髓調塗瘡口或乾摻亦可

銀粉靈丹

專治玉莖蝕下疳能生長如初此方元頭面癰疽瘡瘍瘰癧用之收功甚速或舌頭（被）人咬去者亦能全長大而且功效甚速

寒水石三錢　輕粉三錢　水銀三錢
黑鉛兩　硼砂五　珍珠五
右研極細末先將黑鉛鎔化投水銀和勻再入
各藥末和勻研極細瓶收用椒湯洗淨搽之

青連散

治囊癰疽潰爛附治下疳臁瘡癰疽等收口
蚌殼三錢 大者煅研　黃連三錢　青黛三錢
右研極細〻〻搽瘡口立效

海蛤散

專治囊癰潰爛

海螵蛸三錢 蛤粉三錢 兒茶三錢

右研極細搽之

生肌散

專治附骨陰疽（即多骨疽）骨脫出後並能收斂並治臁瘡

石膏兩 赤石脂兩 輕粉兩 炙乳香五

血竭三錢 龍骨三錢 潮腦三錢 右研極細搽之

乾膿生肌散

專治乳癰未膿汁不乾不能口收者用附治癰疽腫毒

海螵蛸三 天竺黃三 飛黃丹三

輕粉三 真降香末三 麝香五厘

共研極細〻瓶收搽瘡口不斂白膿乾收口

斂乳散

專治乳癰潰爛見心者用貓腹下毛乾鍋内煅

存性研末入輕粉少許乾搽或清油調敷

乾臍收合散

專治臍癰潰後膿不乾或卒然潰出膿水者用

枯礬五　龍骨一錢　黃丹一錢　麝香少許

研極細搽之　附方血餘散　髮灰一味搽之　又

黃灵丹　黃柏細末乾搽　又　草礬散　草紙灰　枯礬少許

研細搽上自乾　又　龍礬散　龍骨煅　枯礬　研細末

搽上立愈　紅灵散　大紅羊絨氈一味煅灰搽　又

石脂散　赤石脂煅研　極細搽

龍骨散 專治臍爛不收口者

龍骨煅五 黃連五 白礬五分 輕粉五分 一

共極細末搽 又方用枯礬 黃柏 各等分研搽

狗牙丹 專治蔓青潰爛不收口者

狗大牙不拘多少炒焦 為一味研極細末撒上

雙骨散 專治無名腫毒久不收口者

猫頭骨煅 犬頭煅各一分 研細末搽上即收

淡黃灵丹

治手脚氣腐爛

冰片一錢　海螵蛸一錢　黄柏一錢

輕粉一錢　兒茶一錢

右研極細末撒收擦患處

枯礬散　治脚丫腐爛

石膏二錢　輕粉二錢　黄丹

枯礬一錢

研細末擦之立瘥

臁瘡白玉散 臁瘡爛腿不另立、已即附入此生肌部内矣并有血風瘡爛脚丫等方亦在此部勿另揀尋

專治臁瘡爛腿腐爛者用之拔毒收口大效

白蠟一兩　三黄散　甘石一兩

真銀粉一錢 即輕粉　冰片三分

共研極細撒收臨用麻油調成膏攤貼每張貼三日

石決氷爐散

專治臁瘡爛腿腐爛不收口者并治癰疽下疳

石決明一個 煅　爐甘石 製 一兩　赤石脂一兩 煅

冰片 分　麝香 分

共極細末瓶收勝之或豬髓油調敷

白玉膏

專貼臁瘡腿爛不收口者用

銀粉 錢　密陀僧 錢　黃蠟 錢

白蠟 兩　乳香 各兩　沒藥 各兩

象皮 兩　輕粉 四

右研極細末用真桐油一斤熬滾去沫油清入陀僧末攪

勻離火入二味鉛化待油溫再攪入葦葉末攪待膏黑者再一至四百遍以棉紙攤上陰乾貼之拔毒收口換

二粉油

治臁瘡爛久不愈并治凍瘡用豬油并黃蠟各等鉛化入鉛粉并輕粉二方攪勻加冰片少任搽瘡口

天石散　天花粉五　石膏各　研極細麻油調敷

胆黃散　用豬胆浸黃柏浸一日晒干再浸至又次為度　研極細胆調敷或乾搽

甘灵散　甘蔗渣晒炒極燥極細桐油調敷瘡口孔際三日開看

夾紙膏

專治臁瘡爛腿腐爛者用之極妙收口

川黃連一兩　黃柏一兩　大黃一兩

黃丹一兩　牡蠣一兩　鬱金一兩

沒藥四錢　乳香三錢　血竭

麝香五分　輕粉　三十貼　即三十面每面七分未知是未

右研極細末清油調作夾紙膏樣貼一日一換貼

六日兩面可貼每面貼三日言腐水洗瘡口

二蠟膏

治年久臁瘡爛腿不愈者貼之

黃蠟兩 白蠟分 川椒末錢 銅青末三錢

先將二蠟鎔化次下椒青等末攪收之以油紙作夾紙膏色刺百餘孔葱椒湯洗淨瘡口再貼

夾紙膏

專治臁瘡爛腿貼用

無名異炒兩 龍骨錢 血竭錢

乳香弍　没藥弍　雄黄弍
牛黄弍　阿膠弍　海螵蛸弍
赤石脂五　鬱金五　黄柏五
黄丹五　輕粉五

右為極細香油調成膏作夾紙膏貼　煎葱洗患處此膏兩面可貼

千捶膏　治一切頑臁瘡爛肥貼之

輕粉五　銀硃五　銀粉五

右極細末收好臨用豬髓油捶熟成膏　作夾紙膏色攤貼

塡瘡散

專治臁瘡爛腿久潰孔深者用白菊花不拘多少去蒂曬乾研細末先以米泔水温洗瘡淨拭乾將花末塡满瘡中指揿實有水浮起添末又按按至無水再以草紙包好絹紮少頃開看紙濕又按實再加末按包好過夜即信痂不必開看不可動五日愈

夾紙膏

治一切臁瘡腿爛貼之

老松香一兩　血竭錢　輕粉錢

枯礬錢　赤石脂錢　銅綠八分

真麝香分　冰片分

右研極細末，桐油調成膏，作膏紙，夾色刺孔貼。

白玉膏　治多年頑瘡臁瘡爛脚

白蠟　猪油四兩，鎔化濾清，入潮腦錢，研勻冷定。

加輕粉三錢　冰片錢　和勻攤油紙上貼瘡

臁瘡生肌膏

專治臁瘡血風瘡爛腿瘡淨後用之 係膿腐吊出方可貼

白蠟兩　黄蠟兩　頭髮炭二錢 末

硃砂二錢 又即銀硃　金頭蜈蚣十條 末 炒炭

右用蔴油熬滚調入各藥攪勻以油紙攤貼

楓子散

專治臁瘡裙邊瘡用之

輕粉錢　枯礬錢　椒川錢

大楓子一百粒 研炮細末真桕油調敷

椒油膏

專治切混毒臁瘡潰爛桐油二兩加川椒三十粒

煎枯椒去度去椒用油入

細輕粉二 白蠟兩

收成膏用棉紙拖成膏藥用苦參水洗後貼

掌皮散

專治臁瘡不拘遠近用鞋底皮焙存性末研 研細摻或油調敷

松花散　專治臁瘡爛腿血風裙邊等瘡

廣炭研燒紅透悶熄　松花粉研

右研極細、、摻先將瘡口用泔水洗淨摻之

臁瘡珍珠八寶丹

專治臁瘡爛腿一切濕毒脚瘡等症

珍珠〤　珊瑚〤　輕粉〤

乳香〤　沒藥〤　石膏〤

黄丹〤　蝸牛殼研

右研極細末收貯搽之

龍鳳散

専治臁腿爛瘡久不收口者用夾紙膏貼去毒水再上此散

龍骨煅錢　鳳凰衣錢瓦上焙　血竭錢

乳香錢　没藥錢

右研極細細末用絹篩篩瘡口

金螺散

専治血風臁瘡新久爛腿等用之

白螺螄殼煆研　密陀僧研　竹蛀蟲糞研

右研極細末摻瘡口大妙

輕銀散　一切血風臁瘡爛腿等

輕粉研　銀粉研　舊鞋底皮煆研

右研極細末摻瘡口立效

粉灵散　專治臁瘡爛腿久不愈

黄丹研　輕粉研　冰片五

研細末先將瘡口洗净後摻之

介湯消毒丹

專治一切血風臁瘡、新久爛腿、裙邊瘡等瘡，祛濕收口。

黃丹兩　鉛粉炒兩　白蠟兩

乳香三錢　沒藥二錢　兒茶三錢

潮腦三錢　松香三錢　輕粉五

血竭錢　冰片錢　麝香錢

共為細末，瓶收。用葱湯洗瘡，拭乾，掺上，必發癢

不可當，但不可用手抓之為。少頃必流黃水如金汁者數碗，再用葱湯洗，再掺，其黃流水如是三次，水漸少而漸愈。

輕粉散

專治一切爛腿臁瘡收不收口者

輕粉錢五　黄丹三錢　黄柏三錢

密陀僧三錢　茶葉三錢　乳香三錢

麝香三分

共研極細末掺瘡口

螵蛸散　專治濕毒臁瘡腿爛者

海螵蛸三錢　人中白三錢　研細掺之收腫

面痛甚加冰片少許 有水加密陀僧等分 或加蛤粉鉛粉爐甘石

飛丹散

寒濕臁瘡爛腿久不愈者

飛黃丹分 人中白分 輕粉分

水粉分 即鉛粉

共研細末乾摻瘡立愈

香蕈散 專治臁瘡爛腿血風裙邊等瘡

黃柏分 乳香三錢 癢者加潮腦三錢 研細末摻 或油調敷

三蠟膏 專貼爛腿臁瘡等

陳醬油 熬老 一斤 白蠟 一兩 黃蠟 一兩

銅綠 二錢 先將三蠟入鍋熬滚次入銅綠熬一滚

取出傾罐中用時攤夾紙膏貼之花椒湯洗瘡口

收口夾紙膏

專治一切臁瘡濕毒爛腿并治一切棒瘡夾

傷等貼二三張即好并治一切潰爛癰疽腫毒

黃連 三錢 黃芩 三錢 黃柏 三錢

銀硃 一錢　紅花 一錢　紫草 一錢
苦參 五錢　當歸 五錢　大黃 二錢
右各研細末先用豬油一觔切碎隔水燉出
油來去渣再入前藥加羊膽二三個或牛膽一個
煎半焦者又濾去渣又加
乳香 一錢　沒藥 一錢　血竭 五錢　兒茶 二錢
明雄黃 一錢　潮腦 五錢　冰片 一錢　黃蠟 三兩
右研極細攪入再煎半注者傾入磁罐收貯凡遇一切

大毒癰疽將此調搽瘡口，并可作夾紙膏貼。水腐爛不盡，用南北鉛霜各，加紅升丹研搽瘡上。水腐淨不生肌，專用輕粉細末搽，外用以膏貼。臁瘡、棒瘡治法全。

松香膏 專治臁瘡腿爛久不收口，拔毒去腐

黃丹兩　萆蔴仁兩，研爛　乳香兩

沒藥兩　百草霜兩　松香兩

右為細末，油調或燭油調成膏，攤貼紮好，三日一換。

二香散 專治臁瘡爛口大者

猪脊髓五條熬油入銅菓二錢没藥二錢乳香二錢調煎成膏攤貼收口時去銅菉加乳没成膏貼

百子散 五倍子研 百草霜研 研細入黄蠟化匀成膏貼

黄粉散 黄柏研 雞粉研 研細猪胆調攤貼患處

癧靈丹 田中蚯蚓糞研細醋調成膏貼上即癒之定即生肌也

元武靈丹 [illegible]龜版一个炒炭研細搽上或油調敷

輕蠟膏 用紅油隨照瘡口大小者將鍋燒熱以紙鋪鍋底待熱用黄蠟塊在紙上一磨取出待冷定又放鍋内又熱用輕粉二甲掃匀貼瘡口大妙

八宝膏藥

專治一切臁瘡血風裙邊爛腿等毒

人指甲三錢　血餘三錢　沒藥五錢　乳香五錢

輕粉五錢　冰片二分　白蠟五錢　水銀三錢仝鉛三錢研死

用桐油一斤先將甲餘熬枯取出仝各末研細俟油滴水不離散

者退火入群藥攪勻惟冰片俟冷方入油紙攤貼

夾紙膏

專治血風臁瘡濕瘡爛腿等

白蠟兩　黃蠟二兩　黃丹二兩

乳香錢　蘆甘石錢　沒藥錢

血竭錢　兒茶錢　輕粉三錢

冰片錢　麻油半斤

先將油煎入二蠟待滚透離火攪入黃丹和勻再上攪入羣藥和勻待冷加冰片攏收油紙攤作夾紙膏貼

馬齒莧膏　馬齒莧錢焙燥淨末　黃丹三錢　黃柏三錢

兒茶三錢　枯礬三錢　輕粉錢　各研極細末以桐油調攤貼瘡口

七疊散膏

治一切臁瘡爛腿血風裙邊等瘡

爐甘石（三錢　三黃湯煅）　象牙末（炒　三錢）　銀珠（三錢）

黃蠟（五）　白蠟　輕粉（五分）

宮粉　丹（炒黃色）　冰片（三分）

豬油另先熬透去渣入二蠟化用離火將各藥和

末攪勻用連四紙七張層層攤勻瘡口用葱湯

洗淨貼之三日揭去貼肉一張蓋在上面二十一日揭還（瘡已愈矣）

白玉膏

治臁瘡爛腿、一切腫毒不收口者

甘石一斤（童煅） 白蠟一兩 黃蠟一兩

麻油一斤 先將油熬至滴成珠，再黃白蠟化盡，入甘石末攪勻，離火扇冷，並不住手攪成膏，攤貼。

螵蛸散

專治臁瘡血風裙邊瘡爛腿、一切腫毒膿水不乾用之

海螵蛸、味研極細末搽之

秘授隔紙膏

治年深臁瘡爛腿不愈者

老松香兩　樟腦兩　東丹兩

水龍骨兩　海螵蛸兩　白芷兩

川芎兩　輕粉兩

研細末將松香鎔化加清油和之夾紙膏色

攤貼瘡口四日一换

紫脂膏

治臁瘡爛腿貼之甚效

真蘇油一斤　花椒三錢　葱白七个

白松香五錢末　銀硃二錢末　黃占二兩

先將前三味煎至枯撈渣再下松燉熱化上面花紋

起即離火傾碗內將銀硃攪勻夾紙膏色攤貼

夾棉膏

治一切臁瘡爛腿不論新久俱貼

製乳香三錢　製沒藥三錢　冰片三分

黄丹五钱生　銅綠五钱　血竭五分
輕粉五分　鉛粉五钱　海螵蛸六钱
共研細末，瓶收，臨用菜油調作夾紙膏，貼瘡口

白玉膏

專治臁瘡腿爛者貼

生熟石膏各等　西粉五分　爐甘石五分
黄蠟一两　白蠟五钱　雄猪油一两
共研細末，合蠟油熔成膏，貼三日一換，或作夾紙膏貼

白玉膏

專治臁瘡爛瘡久不收口者

白蠟二兩　鉛粉一兩　樟腦三錢

猪胆一個　鉛錫灰三錢　冰片少許

製膏法

製没藥三錢

用猪油一斤化開去渣入白蠟後入黄若[illegible]開蘸油貼

陽紙膏

專治一切臁瘡爛瘡久不愈者

黄蠟三錢　白占三錢　輕粉三錢
乳香一錢　沒藥一錢　銅綠一錢
血竭一錢　兒茶一錢　珍珠五分
樟腦二錢　蜈蚣五條　黄連二錢
冰片　右研極細末瓶收臨用豬油一塊煎
去渣攪成膏攤貼

至寶膏

專治一切癰疽腫毒潰爛臁瘡爛腿俱貼

象皮三錢　黃蠟一兩　白蠟五錢
乳香去油　沒藥去油　麝香三分
兒茶三錢　血竭三錢　輕粉三錢
赤石脂三錢　龍骨三錢　琥珀三錢
右研極細末瓶收臨用煎猪油調成膏貼

夾紙膏

治一切男婦爛腿臁瘡不愈用
生石羔一斤　煆透　黃丹四兩　製乳香四兩

製没藥四　共研極細末用豬油十六兩銅熬
去渣入藥攪勻入白蠟四兩先化攪勻將油紙夾紙
膏色貼之

夾紙膏

專治爛腿瘡裙邊臁瘡等
白蠟兩　黄蠟兩　銅綠錢
黄柏二兩　黄芩二兩　甘石二兩
豬油斤　右藥研末先將豬板油煎透

去渣再入各藥攪作夾紙膏貼之三日一換

白玉膏

專治臁瘡爛腿血風裙邊等瘡

甘石兩　蜂臘四錢　鉛粉兩

黃白蠟各三錢　鳳凰衣二分　水銀錢

蝸牛錢連殼　血竭錢　白粉霜錢

象皮錢　龍骨錢　鷄内金海螵蛸各錢

用豬油二斤熬去渣下蠟再下各藥細末收膏每用手捻塊如患大小貼上用膏蓋

千槌白玉膏

專治濕毒臁小腳腿臁瘡等症

甘石兩 飛　白蠟兩　象牙末三錢　輕粉兩

右研極細末，瓶臨用豬油半，槌玉極熟，油紙攤貼

白玉膏

治臁瘡爛腿如神

製乳香九錢　製沒藥九錢　兒茶九錢

血竭九錢　銅青兩　白臘兩

一製松香斤半　黃蠟斤半　鉛粉十斤
一甘草斤煎水　雄豬油十六斤
一先將甘草以水熬豬油去渣入沒藥等和勻後用鉛粉
收成膏攤貼
一夾紙膏治臁瘡爛腿貼之
一白蠟五錢　雄黃五　密陀僧三　鉛粉五
一樟腦五　東丹三　銅青五
一右研極細末瓶收貯用豬油攤夾紙膏包貼

隔紙膏

專治新久臁瘡爛腿神效

煅石膏兩　水龍骨錢　白蠟兩錢

輕粉錢　密陀僧兩　製乳香五

右研極細末用菜油熬熔離火乘熱入葦葉

攤成膏作夾紙膏色貼

白雲膏　治臁瘡爛腿久不收口

甘石四兩　白蠟四兩　冰片三錢

右研極細豬油八分去膜搥成膏攤油紙上貼

松花散　治臁瘡極癢不堪者

松香二兩　鉛粉二兩　銅綠五錢　枯明礬五錢

右研如香灰之細用麻油調上如濕瘡甚者加輕粉二錢

夾紙膏　治臁瘡極爛膿者

製乳香二兩　製沒藥二兩　血竭二兩　白蠟二兩

黃丹二兩　鉛粉五錢　輕粉五錢　海螵蛸漂二兩

研細用菜麻油半斤熬滴水不散入蠟化開再入群藥攪勻用皮紙膏色攤貼

夾紙膏

專治一切臁瘡爛腿等

製松香兩　樟腦半　黃丹三錢

龍骨煅半　輕粉五　香白芷三錢晒

川芎五　海螵蛸兩

右研極細末以麻油調成膏貼攤夾紙膏

爛腿靈膏

爐甘石兩　冰片三分　黃芩三錢

川連分　乳香五　没藥五

右藥研細末收貯臨用猪油拌成膏攤貼

三仙丹專治爛臁血風瘡邊等瘡

黄丹开　銅綠少　鉛粉开

共研極細末麻油調成膏貼

貝月散專腳丫濕爛不堪者用

細象皮炒开　白月石开

二味研極細末收貯用時搽上立瘥

立驗夾紙膏 秘授神效

專治一切臁瘡爛腿，不論新久，貼之立效。

冰片〥　東丹兩　鉛粉錢（改今加重）

銅青〢〥　血餘炭〥　橄欖炭〥

密陀僧兩　松香錢　明凡〢〥

煅石膏錢　雄黃〥　輕粉〥

蚌壳兩（煆）　白龍骨〥　黃白占各兩

共藥研極細末，瓶收，臨用麻油煎熟，調作夾紙膏貼之。

爛腿立效膏 專治腿瘡爛瘡血風根邊等瘡

象皮 三錢　川椒 三錢　蒼朮 別 五分　麻油 一斤

乳香 四錢　沒藥 四錢　廣青 五錢 即青黛　黄白蠟 各五錢

先將麻油入前七味煎枯去渣再用後四味 為末攪入再下蠟收膏

楓子膏 專治風爛腿臁瘡等

龜版 童便炙　黄柏末 三錢　雄粉 一錢

血餘炭 五錢　大楓子肉 四兩　製沒藥 五錢

以上研極細末收貯臨用豬油打成膏貼之

輕孔散　治爛脚丫癢者

滑石六分　輕粉三分　枯礬九分　水片六分

右研極細末乾收搽

三黄　治脚丫癢赤爛者

黄柏五　黄芩五　大黄五

右研極細末搽　或油調

二粉冰礬散　治脚小趾脚叉爛等

冰片六分　枯礬五分　輕粉五分　鉛粉五分炒黄

右研極細末瓶收搽之即癒

秘授如神膏

專治臁瘡血風裙邊瘡新久爛腿者

白蠟五錢　密陀僧三錢　鉛粉五錢

制松香三錢　輕粉一錢　枯礬五錢

人中白五錢　蒼朮焙五錢

各爲極細末猪油去膜仝搗如膏用紙攤夾紙

膏色貼之消腫收功

爛腿靈方 專治臁瘡爛腿用之

黃蠟兩 黃丹兩 赤石脂兩

輕粉兩 伏龍肝兩 嫩松香兩半

沒藥兩半

右研極細末或油調塗或作夾紙膏貼

黃柏散 治血風臁瘡

五倍子炒 大黃末 舊牛皮鞋底各半 燒存性

共研細末或油調

二龍散　治血風臁瘡爛腳了

枯凡㐅　綿花灰㐅　煆石膏㐅

伏龍肝㐅　水龍骨八分　百草霜八分

共極細末搽之

專治一切臁瘡爛腿等症

甘東散

三黃製甘石㐅　黃丹㐅

共極細末搽之立刻見效

松炭散 治血風臁瘡並療狗咬 又方加枯礬錢

松香錢製 木炭錢 上研細末摻或油調

龍脂散 治血風臁瘡爛腮

輕粉五 兒茶五 胭脂五錢

龍骨五錢 血竭五 冰片少

右研極細末摻之或油調

冰爐散 治臁瘡爛腳丫

樟冰分 冰片分 甘石錢

共研極細末搽 油調敷亦可

秘授方、奇、

專治一切臁瘡爛腿用之

靈磁石 兩　輕粉 三錢 約重兩一二　東丹 兩

血竭 一兩 仁銀硃也　海螵蛸 二錢　乳香 二兩製

沒藥 二兩製

共研極細細末收貯搽之

紫金膏

專爛腿臁瘡久不收口者用此生肌

白芷五錢　紫草錢　歸身一兩

粉草六錢　血竭末錢　輕粉末一錢

白蠟一兩　麻油八兩

先將芷歸二草入麻油內煎至枯再入白占血竭

一味細末攪勻離火入輕粉攪勻攤貼

鉛粉散

專治足上冷疔潰爛不收口者用

製松香五　漂黃丹五錢　輕粉一錢

射香一　黑鉛灰三

共研極細〻〻末摻之　重生

太乙丹

專治一切爛腿臁瘡等症

昇丹五　掃血八分　血竭八分

乳香一錢　沒藥一錢　製甘石五錢

珍珠一　白臘三錢　明黃雄八分

龍骨五 象皮五 十 海冰陀錢

真原射錢 赤石脂五錢 馬老錢

海螵蛸錢

共研極細丨丨末瓶收搽之立愈

輕粉散

專治腳上濕毒流注臁瘡爛肥潰爛不堪者用

輕粉五錢 黃丹 密陀僧

黃柏 高末茶 乳香

麝香 五分

右研極細〻〻末瓶收椒湯淨瘡口再將

夾紙膏

專治臁瘡爛腿久不愈者

黃丹 研　輕粉 研　兒茶 研

没藥 研　雄黃 研　血竭 研

五倍子 研　銀朱 研　枯礬 研

右極細末麻油調作夾紙膏貼之

一、三香膏 專治臁瘡爛腿大妙

輕粉一两 乳香一两 松香一两

共為細末香油調作夾紙膏貼

一、瀝礬膏 專治濕毒臁瘡腿爛癢者用

明瀝青一两 即松香 皂礬一两 煅赤

二味極細末香油調攤貼上布扎緊三日一換

一、黃蠟膏

專治臁瘡爛腿久不收口者

血竭 二錢　赤石脂 二錢　龍骨 二錢

共爲細末用香油 一斤 入血餘 一大團 煎枯去渣入黃蠟 一斤 白膠香 即楓香 二兩 溶化盡火下血竭等末攪勻候冷磁罐收藏用手捻一薄塊貼瘡口布扎之

華陀累效散 專治嵌甲疽胬肉突出久不愈者

乳香 一錢　硇砂 一錢　輕粉 五分

黃丹 二分　橄欖炭 三枚

右研爲細細末香油調敷

輕白散 專治臁瘡爛腿大效

白芷二錢 黃蠟二錢 黃丹二錢 乾粉二錢即輕

共研極細末用豬脊髓搥勻如膏貼

膽青散

專治一切濕毒爛腿臁瘡等症用

銅青五分 膽礬五分 飛淨黃丹二錢

輕粉一錢 石膏煅一錢 金色密陀僧一錢

右研極細末收好待瘡時摻畢痛止則流毒水而愈

鵞掌散　專治足丫淫爛不堪者

鷄鵞掌不拘多少陰干燒存性研細搽之立愈

鱗石散　專足指生瘡并具田螺等症久不愈者用

青石屑（用市中多人踏者又要潔净者研極細）　絲綿灰（少許）　冰片（少許）

三味極細末瓶收臨用搽之

肝霜散　專治爛腿臁瘡血風裙邊瘡等

陳石灰二兩　坑砂（可煅即今白）　伏龍肝二兩　百草霜二兩

右共極細末搽之或油調敷扎緊

石龍散 專治臁瘡爛腿等

水龍骨 二兩　黃丹 二兩　煨石膏 二兩

共研極細末收貯 摻之或麻油調敷 三日一換

夾紙膏

治臁瘡爛腿久不愈者

松香 半斤　黃丹 五錢　銅綠 五錢

黃白蠟 各兩

右用桐菜蔴三油各兩 先將油煎滾後入二占及松

一 省再熬數滾後入黄丹銅綠末收攪成膏 作夾紙膏色攤貼

一 又 松香只用三分 銅綠用八分

牛蹄胎散 專治臁瘡久不收口者

一 黑傘紙燒灰八分 黄丹八分 輕粉八分

一 牛足底胎 煅存炭 三分 共為極細豬油搗作夾紙膏色貼

一 十熛散 專治臁瘡腿毒洗淨用之收口

一 赤石脂 乳香 沒藥 白占

一 冰片少許 輕粉炒黄 狗脛骨煅 各等分

右為細末麻油潤塗碗內用艾一團薰至黑再番
再燻十次為度取出作夾紙膏色攤貼

秘傳夾紙膏

專治一切臁瘡爛腿久久收口者

老松香研　樟腦研　黃丹研
水龍骨研　輕粉研

共為極細末收好臨用油調作夾紙膏貼

白玉夾膏

專治切臁瘡爛腿用之神妙

乳香五錢　沒藥五錢　象皮五錢

白蠟五錢　輕粉四錢　密陀僧一兩

鉛粉一兩　黃蠟一兩

共研極細末，先用真桐油一斤放鍋內煎滚透，去沫，先入密陀僧末攪勻，取起，入二蠟化淨，待溫，攪入各藥成膏，攤紙上，隨手貼

鷄退散 專治臁瘡腫毒臁瘡爛腿久不收口者用之神

用哺胎不出鷄蛋殼，瓦上焙存性，研極細，搽上立刻收口

蚌輕散

專治臁瘡爛腿并治下疳等症

伏龍肝一兩　蚌殼一兩　輕粉五分

共為細末摻之

立效散

專治風濕臁爛腿淫瘡流水者用

楓子肉一兩　蛇床子三錢　蜩膠錢（炙上炒乾　一方無此用龍骨）

黃柏錢　自死龜版錢　黃丹錢

真蛤粉弍

右細末桐油調敷紮好五日一換

紅昇散

專治一切臁瘡爛腿用之并癰疽久爛不收口等

黄柏弍　銀硃弍　黄丹弍

煨石羔兩　蚌殼煅兩　龜版煅兩

蛤粉弍　嫩松脂三弍

共為極細末摻之　或可用油調作夾紙膏包貼

黄連膏

專治臁瘡爛腿等

黄丹二兩　乳香五錢　没藥五錢

黄連五錢　血竭二錢　冰片一錢

松香四兩　萆麻子十八粒　葱白七根帶鬚

各為末將黄白搗爛加菜油同作夾紙膏貼

夾紙膏

專治一切臁瘡爛腿用之大效

黄丹兩　石無異兩　輕粉五
乳香錢　没藥錢　樟冰錢
水龍骨錢　百草霜錢
共爲極細〻〻末桐油調夾紙膏貼兩面可番貼
乳香定痛散　治一切癰疽等瘡腿爛痛不可忍
乳香三　寒水石四　没藥三
滑石四　冰片了
共爲極細末瓶收摻瘡口立止

白粉散　治臁瘡爛腿并治痔瘡

海螵蛸二錢　白芨一錢　輕粉一錢

共研爲極細末收好搽之

皂礬散

治手足脫疽(不)食者并治一切癰疽惡瘡生蛆者搽上即化爲水用皂礬并放瓦上煆沸至赤者爲度

右一味研極細末搽之

隔紙膏

專治臁瘡爛腿神驗效

黃耆末兩　輕粉五　乳香五

沒藥五　銀硃三　血竭

銅綠三

共極細細末，香油調膏，作夾紙膏色攤貼

鬼瘡散　治臁瘡爛腿下瘡疳等

滑石兩　赤石脂五　粉　甘草三

共極細末摻之，或油調，或加爐　枯礬五，全研摻

羊角散

楊梅結毒下疳潰爛等方不另門集入此生肌部
此門內升降等藥查升降部一切內服丸散在外症內服丸散門

治一切楊梅下疳久不愈者用

西黃一分　冰片一分　宮粉一分

羊角火煆存性三分

共極細末瓶收乾者油調濕者乾摻之

勝金散

專治楊梅結毒下疳腫爛者

黃連五錢　黃柏五錢　輕粉五錢

銀朱一錢　兒茶一錢　冰片三分

共研極細〻〻瓶收貯之乾者油調敷

輕金散　專治痞毒下疳

玄參一錢　地骨皮一錢　兒茶一錢

輕粉一錢　冰片二分　真珠二分

右為極細末瓶收貯之

二黃散　專治痞毒下疳

雄黃一錢　黃連一錢　右極細末濕者干摻干者油搽

八宝丹

專治一切結毒下疳生膿者搽

甘石八分　冰片一分　兒茶五分

甘草炭八分　灯草炭五分　黄柏五分

珍珠一分　生地炭一分

共研極細末搽上立愈

銀青散

專治男婦一切陰瘡膿爛結毒下疳腐

爛及治小兒瘡癬瀆爛者

撒覽椀一錢 炒存炭 寒水石一錢 冰片分

白螺螄殼牙 去泥炒

右研極細〻末搽之干者香油調敷

青灵散 治一切傷毒下瘡

青黛才 撒覽炭三枚 冰片分

木鱉子一枚 去毛焙 蝸牛燒三十枚 瓦上炒

右極細〻末糝收搽之干者油調敷

生肌散

專治楊梅下疳腐净生新之際用

宮粉三錢　石膏三錢　赤石脂五錢煅

象皮五錢　血竭三錢　兒茶三錢

輕粉三錢　乳香三錢　沒藥三錢

龍骨三錢　鳳凰衣二錢

各研極細末和勻用

冰炭散　專治下疳潰爛者

燈草炭[illegible]　冰片[illegible]

右研極細末摻之

立效生肌散

專治燙潑傷毒下疳腐爛將淨之際用

乳香五錢　輕粉一錢　沒藥五錢　龍骨五錢

赤石脂五　硃砂一錢　象皮一錢　螵蛸一錢

血竭二錢　白蠟五

右研極細末摻上立效

消腫靈方

龜頭腫脹而痛或因楊梅結毒下疳初起或有損傷所致者用雞蛋去黃留清三个將龜頭插入、性省時換出再以青布燒灰了加冰片下研極細搽上過夜平消

冰蟾散 治龜頭潰後腫痛或未潰已可用

蝦蟆二只去皮肉留骨炙酥為末 去皮肉放炭炙去 冰片各了

共研極細了了末又論曰潰未潰搽上立能收攏去毒

蝸螺散 專治龜頭亂毒塵痛

蝸牛 瓦上炙干 田螺 各五 共為末 香油調敷

收腫散

治陰頭腫大腫痛不收 硼砂一味為末搽上立止

生肌散

專陽物下疳龜頭腫爛不堪者係先內服敗毒神丹 後附方

炒黃柏 三錢 兒茶 錢 生甘草 錢

大黃 三錢 丹砂 五 乳香 五

沒藥一錢　冰片三分　麝香三分

各研極細細末瓶收摻上之疼膿血乾一月全愈

附先服敗毒神丹方　茯苓一兩　黃柏三錢　黑梔仁二錢　肉桂一錢　生甘草三分　水煎服一二劑

沒藥散

專治、切下疳膿汁不干者摻之自能結痂

滑石开　沒藥畄开　龍骨开

共極細細末乾摻之不可見水

囊綠散　專治結毒下疳膿水淋漓者

紅棗去核將銅綠整塊者敲一粒塡棗肉二味放瓦上燒成炭

右研如冰片少許再擂細末瓶收搽之先將茶洗患處至淨搽之患頭爛至半，能收口

四仙散專治下疳

螳螂子炒　白殭蠶炒　兒茶

輕粉各等分研極細末甘草湯洗淨搽

三仙散治陽物[illegible]出蛀下疳潰爛不堪者用

甘蔗頭炒灰　兒茶二分　冰片一分

右研極細末瓶收搽上即癒

冠灰散

一切下疳龜頭潰破者

油透舊羅緞帽一頂用沿炭灰　鉛粉在上炒黄　杏仁分

共為細々末摻收患者洗淨摻上立愈

收疳散

一切結毒下疳久不能收口者

血竭二錢　兒茶三錢　乳香三錢

沒藥三錢　龍骨二錢

共研極細末搽之

螄香散 專治下疳潰爛

旱田螺煅透 麝香 輕粉 冰片 各等分

共研極細和收貯搽之

冰粉散

一切下疳潰爛者 鉛粉五 冰片分 研極細末搽

草炭散 一切疳下陰瘡等

登草炭五 又輕粉 麝香各少許 研勻收搽

金螺散

専治一切信毒下疳陰瘡等

大田螺數个水養去泥候靨開入研細冰片末倚螺化成水以鉛粉填滿仍用靨合上放瓦上煅紅赤去靨研細又填入第二个又煅如是三次研極細瓶收搽之立瘥

二某丹 治一切下疳爛久不效

兒茶三分 冰片五分 研極細瓶收搽之

七宝梹榔散

專治一切下疳陰瘡潰腐日久不愈者用

梹榔　密陀僧　朱黃　輕粉

黃連　黃柏　朴硝

共研極細以荊芥葱湯洗患淨再摻干者油調敷

松香猪髓散治龜頭下疳瘡爛至半者

竹蟲蛀糞　銀粉　松香　猪脊髓各等分

共研極細膩燒酒將患處洗淨搽之

聖粉散 下蛀疳瘡蝕臭腐爛痛不可忍者

密陀僧二錢 黃丹二錢 黃柏二錢蜜炙

孩兒茶二錢 乳香二錢 輕粉五分

共研極細末 葱湯洗患淨 搽之 干者油敷

杏霜散 下疳爛去大半者用

吧噠杏仁霜五分去淨油 加冰片二分

共研極細末 甘草湯洗患淨 再搽上立瘥

蠟粉膏 治下疳腐爛不堪者貼之

黄蠟一錢 白蠟开 面粉开 冰片一分

共為末，先用麻油弃，全二蠟蓋化，次下面粉，候冷加冰片攪勻，攤作陽紙膏色，貼之，立生新肉。

銀粉散

治下疳無論新久，腐爛及陽物傷害，腐去其半，治者

將錫六錢化開，入硃砂二錢，攪炒至枯，去硃砂，留錫，再化開，入水銀开，和勻傾出，聽用。號粉（鋪紙上捲成條，條頭火點燃，至紙盡，吹去紙屑）輕粉开，全前錫等共研細，以末甘草湯淨，貴處摻之，生肌止痛。

訶子神散

專治一切瘍瘍結毒下疳久不收口者用之二三日愈

黃柏二錢 炒存性 訶子灰三錢 麝香少許

共極細細末瓶收甘草湯洗患淨摻上每睡起飲

冰冷食二三口切令陽興脹粉瘡靨 一方無黃柏

銀粉神散

此方治下疳收功甚速查生肌部三十張便知

兒茶散 專治下疳瘡蛀等

銅綠 另研紅炒定又研紅二三次研用 兜茶 另

共為極細末擦瘡洗淨搽之

立效方 治下一切疳瘡

橡斗子二枚合盛黄丹令滿以亂髮厚纏定

燒烟盡為度研極細末搽上

竹節散

治龜頭因熱毒馬口結惡或粗衣擦損竹節上霜末刮搽

老國散 治仝上 甘草細末蜜煎成膏頻頻搽上

陸神散

專治一切毒結下疳陰瘡

蘆甘石五 乳香五 川黃連五

血竭五 輕粉五分 冰片一分

共研極細細末，瓶收，搽之。下者油調搽。

靈秘丹藥

專治一切結毒下疳并腐膿不堪者

上蚕繭（出過蛾者，燒存性）五 輕粉五 枯礬五分

紅絹方圓三寸二塊燒灰　兒茶錢　五倍子一個

研極細末，酸漿水煮椒湯洗患淨，搽上神效無比。

茶蘆散　專治一切下疳

爐甘石一兩　兒茶二錢　共極細末，搽之或油搽。

二吳散　專治腐爛下疳

紅糟子燒灰一錢　冰片一分　共極細末，搽上或油調。

砂倍散　一切下疳臭水腐者

五倍子一個去頂　以砂仁三枚為末裝入其中，用頂蓋好，濕紙包煨極黑，為末搽之。

定痛陞仙散

專治一切下疳結毒赤痛腫腐不俱者用

鳳凰衣焙三錢 橄欖仁各三錢 人參三錢

兒茶梅仁存性二錢 珍珠七分 金箔十張

共研極細末瓶收搽上定痛生肌如神之速

法製鉛神散

專治楊梅瘡結毒口鼻龜頭俱爛者

法製神鉛 用黑鉛打入黑狗腦內以鹽泥封固入金粟火煅紅透取出定冷去泥研末加五錢加

乳香三分　沒藥三分　鉛霜三分 即膽礬

硼砂三分五　雄黃一分　寒水石四分 煅

輕粉三分　共研極細細末磁瓶收好聽用

舌爛者用米泔水煎茶湯洗患淨拭乾上藥 食奶洗搽

鼻爛口爛者治全龜頭爛煎湯洗淨搽上立效

冰倍散　專治一切下疳腐爛甚者

五倍子一个 煅存性　真冰片一分

共研極細末磁瓶收洗患淨搽上即瘥

黃連散 治楊梅瘡毒下疳久不收口者

治法先用苦茶洗淨，用黃連末搽三四日，待腐毒曬盡，取雄犬陽莖連肉火上炙黃，焙乾存性為末，每用少許加黃連末內搽上。犬莖末只可逐漸加，不可驟用太多，則收口速而反裂破矣。至多以黃連各等分為止。

輕黃散 專治一切下疳

輕粉 五　黃柏 五　共搗細末搽之

鳳衣散

專治男婦陰瘡淫蟲下疳等

鳳凰衣（煅，錢） 黄丹（錢） 冰片（三分） 輕粉（四分）

共研極細〻〻末，瓶收，搽于患處，鴨子清調搽。

旱蓮散 專治一切下疳男婦陰瘡

白螺螄殼（煅，三錢） 輕粉（錢）

冰片（三分） 麝香（二分）

共研極細〻〻末，瓶收，搽之于患處，調搽。

白玉膏

專治一切下疳結毒臁瘡爛腿亦妙

白芷一兩　爐甘石一兩　甘松一兩

當歸尾一兩　乳香一兩　五靈脂一兩

三柰一兩　北細辛一兩　樟冰一兩

沒藥三兩　象皮三兩　白蠟三兩

松香一錢　冰片八錢　麝香一錢

鉛粉十二兩　各為極細末候用

一先將麻油二斤熬至烟盡起火入白蠟松香陸
一續下鉛粉等羣藥末攪勻再煎至滾離火
一又攪定再煎二三次能滴水成珠者退火候溫
一入冰麝攪攪極勻用時攤貼

一五靈散 一切下疳敷之
一陳稔灰三錢　橄欖炭三錢　雞粉三錢
一兒茶三錢　冰片半
一共為極細細末瓶收搽上用雞蛋皮黃連湯煮過貼之

黑膏散 專治下疳男婦陰瘡癢不可當者
橄欖炭五錢 冰片三分
共為極細末瓶收濕者干搽乾者油搽

輕連散 專治下疳爛瘡
抱過雞蛋殼內衣焙存性一錢 黃連三錢 輕粉三錢
共研極細末瓶收搽之痂信而愈

化毒生肌散
專治一切陰戶生瘡淫爛不堪者用

黄柏三錢　白微炒三錢　鉛粉炒三錢
兒茶三錢　蚯蚓屎三錢　樟腦三錢
乳香三錢　麝香三分　冰片五分
輕粉五分

右研極細末瓶收搽之大妙

雞肉金散　治婦人陰戶潰爛不堪者

兒茶錢　雞肉金錢　輕粉五分　冰片三分

右為極細末瓶收搽上立瘥

杏炭散

治婦人陰瘡潰爛不收斂者 杏仁不拘多少炙存性研末加麝香少許共細末研勻撒收擦上有孕者忌

連花散專治婦人陰爛不堪者

黃連三錢 款冬花三錢 麝香少許

右研極細末先將瘡口洗淨擦之

雞肝散專治陰戶內生蟲

黃蘗五錢 蛇床子五錢 硫黃五錢 川椒五錢

潮腦〤　枯礬〤　雄黄〤　海螵蛸〤

黄連〤　麝香少許

共爲極細末　取鮮雞肝一具　將藥塗肝上　乘

癢時插入陰戶内　又方不用藥　端用肝上剩

無数孔插入虫投孔内　三付虫淨　另用生肌散

綿收散　專治陰戶生瘡癢極有虫

蕪荑　蛇床子　硫黄　潮腦

枯礬　川椒　各等分　研極細末　用鮮絲瓜一段　刮去皮

將藥塗上　插入陰戶内